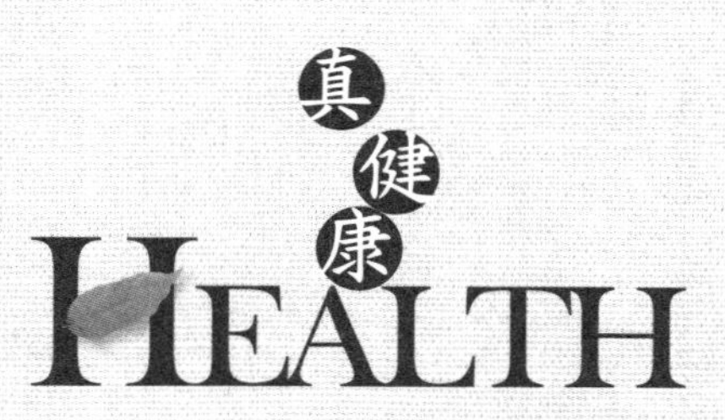
真健康
HEALTH

生機飲食專家 王明勇老師

這樣吃，最有酵！

從增強免疫力、預防三高到抗癌，10大高酵能食物×24道元氣食譜，讓你越吃越健康！

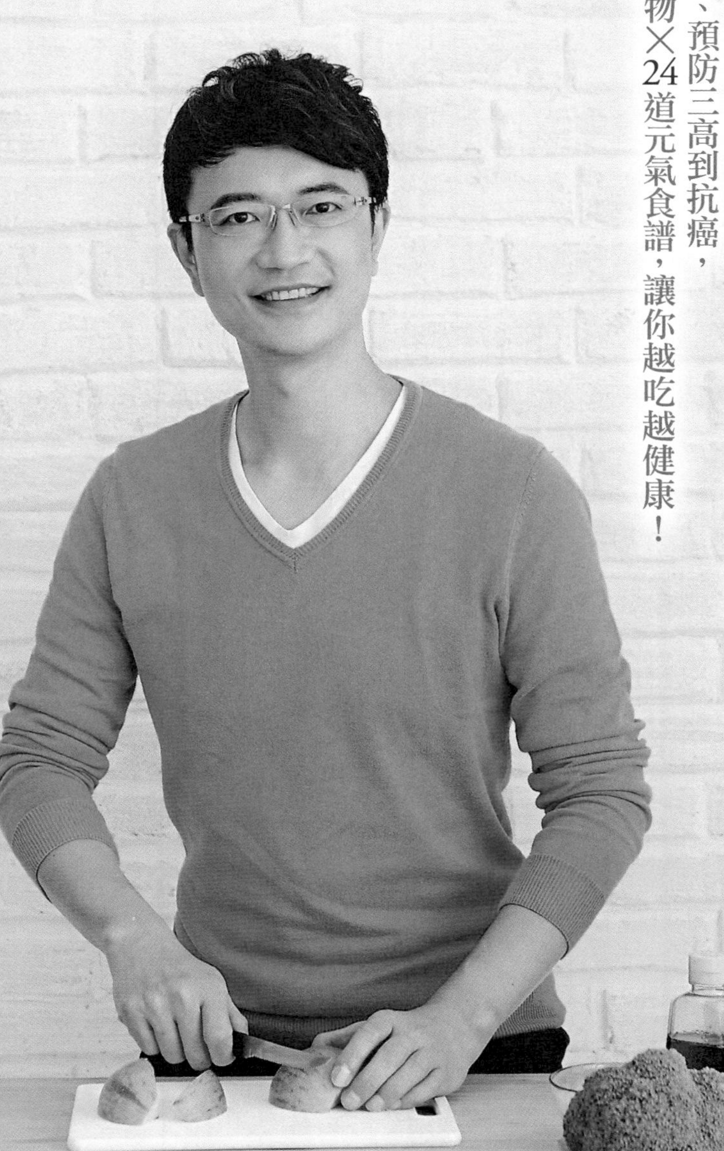

【推薦序】

有酵增健康

潘懷宗博士

陽明大學醫學院藥理教授・台北市議員

美國的健康專業月刊《健康》網路版，於二〇〇六年三月二十四日選出了世界五大健康食物，分別是西班牙的橄欖油、希臘的酸奶（即我們所稱的優酪乳）、印度的小扁豆、日本的大豆（指納豆、味噌等製品）和韓國的泡菜，並於內文中作出詳細的介紹，引起國際的注目。看到這裡，眼尖的讀者有沒有發現，這五大健康食物中，發酵食物竟然就占了三種，不由得讓我們佩服老祖宗的智慧，簡單的一碟泡菜、一碗味噌湯加上一杯優酪乳，竟然蘊藏如此深奧的健康機密，時至今日仍然受用無窮且歷久不衰。

以前沒有冰箱，想要保存食物就得動動腦筋花一番功夫，發酵與腐壞其實就只是隔壁鄰居，差別就在於菌種投入「搶奪地盤」的過程中是誰大獲全勝。因此，益菌為了強化自己，打贏這場生存戰爭，會將原料轉換、代謝成其他可供利用的營養物質來補充彈藥，而這些正是有益人體健康的成分。尤其衛生署剛剛公布最新數據，大腸癌已連續四年高居惡性腫瘤發生率的第一名，也是人數增加最快的癌症種類，令人聞之色變。想要讓腸道健康，增強免疫力，就要多多增加其好菌量，同時抑制壞菌或雜菌的生長空間；而且，努力培養、壯大這些益菌叢，亦可有防癌、抗衰老、助消化、減肥、預防心血管疾病等多種功效。所以，這些看似平凡、其貌不揚的傳統發酵食物，有機會應該要優先考慮，加為餐桌上的菜色之一。

雖然發酵食物的好處多多，逐漸受到醫界、學界的肯定，但我還是要不厭其煩地提醒大家，仍需注意分量，並與新鮮蔬果和其他天然食材做搭配，且均衡飲食、多樣攝取，才能蒙其利。王明勇老師剛出版的這本新作，書裡頭的內容除了詳細剖析發酵食物的來源、優點與美味關鍵外，還有簡單易學的私房食譜，能讓讀者自己輕鬆動手、美味入口。在垃圾食品與加工食品屢屢攻占我們三餐外加消夜的同時，回歸阿嬤時代不過度烹調、有高「酵」能的飲食內容，或許是改善慢性病痛、增進健康長壽的有效契機。

前言——健康的好夥伴

營養發酵食物小百科

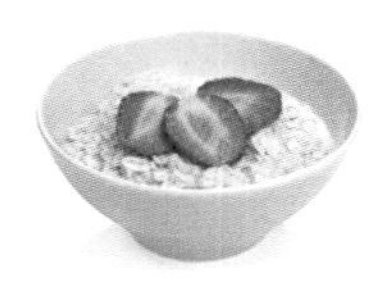

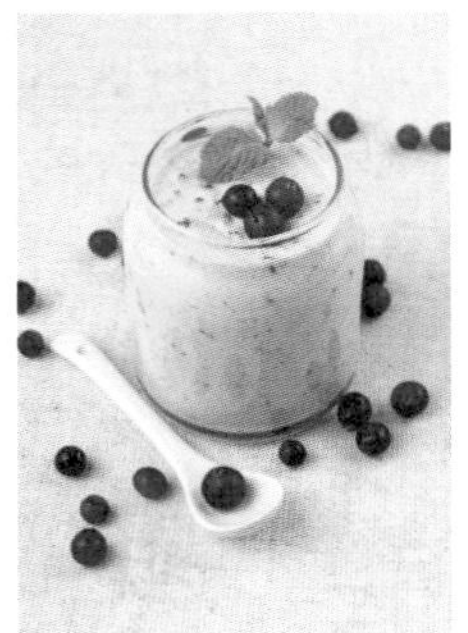

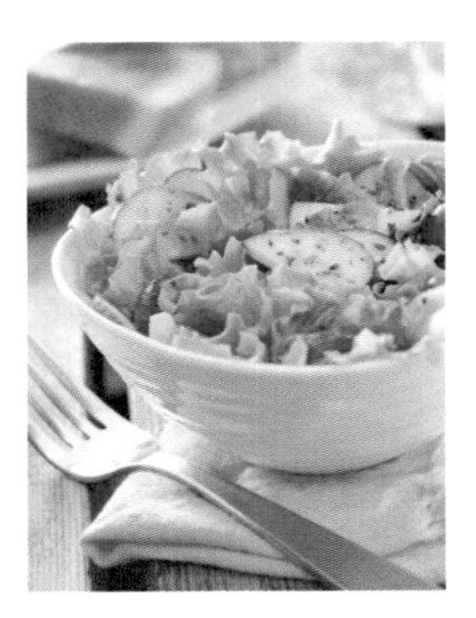

PART
1
天然、活力的選擇
美味
發酵食物
10種

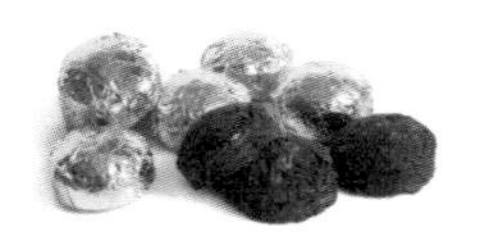

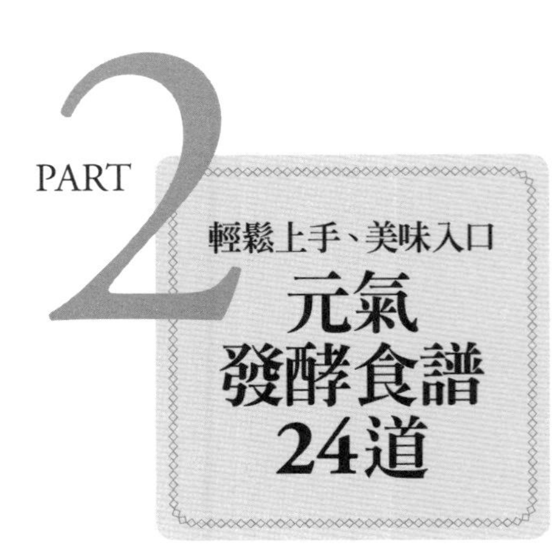

PART 2 輕鬆上手、美味入口 元氣發酵食譜24道

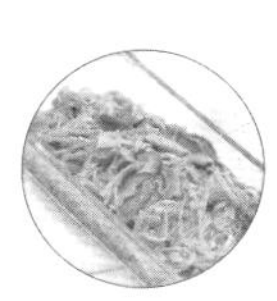
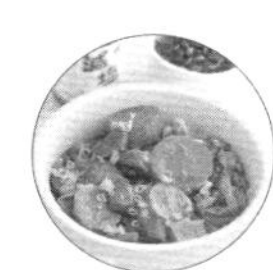

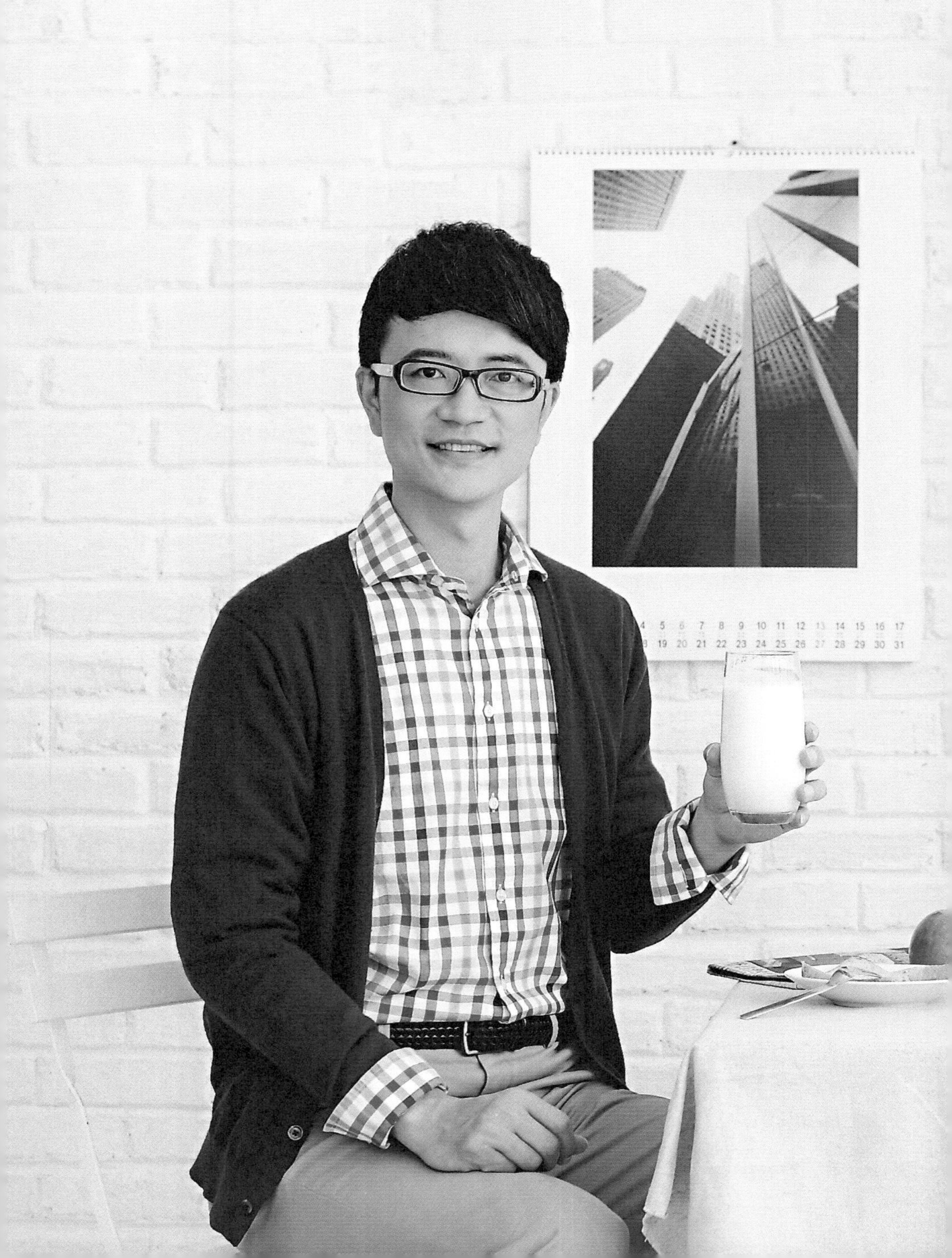
5 6 7 8 9 10 11 12 13 14 15 16 17
19 20 21 22 23 24 25 26 27 28 29 30 31

前言——健康的好夥伴

營養發酵食物小百科

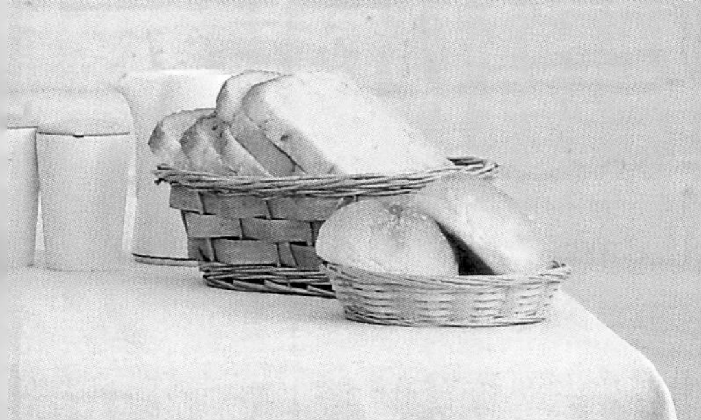

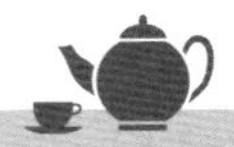

無知與疏忽易造成慢性病

你是眞健康還是亞健康？

我在演講時，常常問大家：「你健康嗎？」

很多人回答自己的健康檢查報告一切正常，但身體可能這邊痠、那邊痛，這是處於「亞健康」的狀態。其實全世界大概有百分之七、八十的人都處於「亞健康」，介於健康與生病的邊緣。在這個情況下，如果不從生活作息、飲食、運動、睡眠等各方面去改善，或是沒有好好紓解壓力，慢慢地，就會引發各種疾病。

一個人的身體從原本的「健康」，到因為缺乏注意而變成「亞健康」，不是一朝一夕的事。但我們往往當周遭的朋友或自己本身生病時，才會驚覺到健康的重要性。

常聽很多朋友有這樣的感慨：「五十歲以前是用命在換錢，五十歲以後是用錢在買命。有錢還不一定買得到健康！」或是說：「五十歲以前糟蹋身體，五十歲以後是身體糟蹋你！」

多年來，透過電視和教學，我與大家分享健康飲食的觀念，也經常苦口婆心地提醒大家：**別讓「無知」與「疏忽」奪去了我們的健康！**

慢性病是「生活習慣病」

世界衛生組織指出，癌症、糖尿病、腦中風、心血管疾病……等非傳染性慢性病，占了全世界人口約百分之六十的死亡率。在社會越來越富裕的今天，人類雖然越來越長壽了，但是慢性病似乎沒有減緩的趨勢。

在日本，十多年前就已提出慢性病是「生活習慣病」的說法，因為慢性病其實就是生活習慣不當導致的。

我常說一個人要活到老學到老，面對「無知」，我們更要多吸收一些正確的健康知識。「疏忽」指的是不好的飲食及生活習慣，它會成為疾病的根源。

習慣是很難改變的，而吃東西是許多人的情感寄託，對某些人而言，飲食已不單只是吃，而是一種潛意識的記憶。大多數的人小時候喜歡吃什麼，到了長大還是喜歡吃什麼，並且把它視為一件理所當然的事。

此外，一般人如果不是面臨重病，通常很難徹底改變飲食習慣。

然而，只有養成良好的飲食習慣，才能提早預防疾病的發生。吃得對，一輩子健康；若吃的習慣錯誤，慢性病就可能找上門。想要維持健康，最根本的是先從飲食觀念著手。

小心病從口入！

我常說，現在的小朋友吃豬肉，不一定知道豬長什麼樣子。意思就是他們吃東西時，經常是打開食物的包裝，就一股腦地把它塞進嘴巴裡。

俗話說「病從口入」，百分之六十五的疾病與飲食有直接的關係，如果沒有好好認識食物，很容易會生病。

我在提倡生機飲食的過程中，不斷鼓勵大家多吃天然、健康的食物，而不要吃太多的加工食品，因為加工食品是累積慢性病的原因之一。

隨著加工食品的發達，現代人漸漸忽略了吃天然、健康食物的重要性。食品業者使用的食品添加物從五十年前的六百多種，到現今已超過八千七百多種！我們在超市貨架上，甚至可以看到超過一萬種所謂「人工做出來的食品」，食品添加物的問題絕對值得我們大家重視！

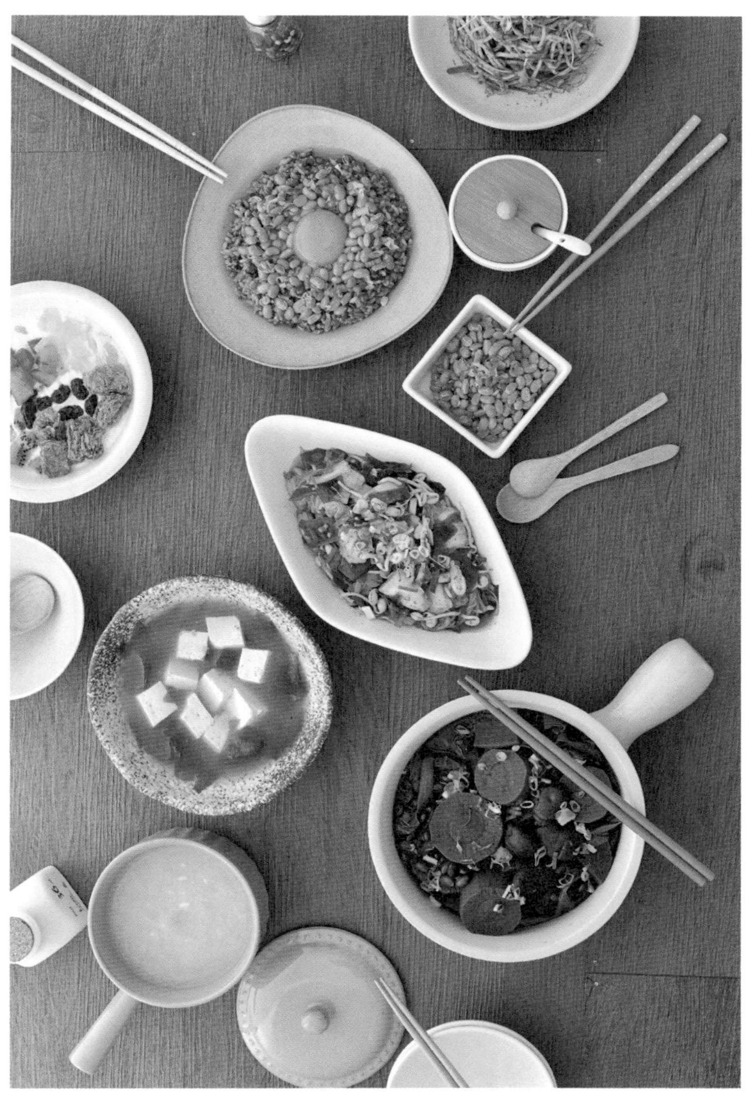

●自己動手做發酵食物，天然、美味又健康。

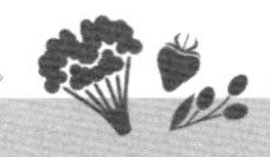

回歸阿嬤時代的天然飲食

食物不要過度烹調

全世界的健康飲食專家都一再呼籲大家，為了健康著想，要做好飲食的管理。二〇一一年六月，美國農業部長維薩克和美國第一夫人蜜雪兒發表了「my plate」（我的健康餐盤），成為新的美國飲食指南，他們將飲食區分為五穀、蛋白質、蔬菜、水果等四大類，建議一餐當中，水果與蔬菜應該占二分之一。

談到健康飲食，其中一個原則是要符合「生機飲食」概念，多攝取天然食物，來達到身體營養均衡的狀態。

「生機飲食」是一種比較健康的生活模式，最大的精髓是「不要過度烹調」，以避免破壞食物中的維生素、酵素、植化素這一類的營養素，達到維持身體機能、改善健康狀況的目的。

在阿嬤那個年代，雖然一般人的壽命比較不長，但那是因環境、衛生條件較差。弔詭的是，現代人的環境衛生條件明顯改善了，但慢性病反而變得嚴重，這是因為在飲食上沒有「back to natural」，多吃天然、有能量的食物。

用傳統古法釀造健康美味

在演講中，我常告訴大家，不妨「back to natural」，遵循自然法則，回歸到阿嬤那個時代的飲食。回想以前阿嬤的時代，過完農曆春節後，家裡經常留有很多大芥菜，阿嬤會把大芥菜曬一整天後，撒一點鹽，叫體重比較輕的小朋友光腳去踩或揉，再用石頭等重物壓在上面，然後將它們放在溫暖、有陽光的地方。幾天之後，上面會長一層白白的黴，接著會有一種很香的天然酸味跑出來，這就是很多人兒時回憶裡都有的「酸菜」。

有的菜曬乾一點，放在密閉罐子裡加一點鹽，讓它再保存久一些，就是「福菜」或「梅乾菜」。

在夏天的時候，阿嬤會把自己做的豆腐曬乾，加入一些買來的米麴，或者放入用蒸熟的黃豆做成的豆麴，製成豆腐乳，這些都是傳統的發酵食物。

「發酵」可以增添食物的風味，而由於發酵食品富含小分子化的營養素，因此有益身體健康。

食物要好吃的基本原則，就是食材品質新鮮且真材實料。發酵、加工的過程符合了自然法則，也因此，這種傳統釀造法所產生的美味，是速成食品無法比擬的。

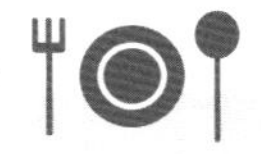

發酵食物隨處可見

民族不同，偏好也不同

「發酵食物」這個詞聽起來似乎很陌生，其實，我們每天都接觸到非常多的發酵食物，像日常生活中常見的醋、酒、泡菜、味噌湯、醬油、優酪乳，甚至紅茶，都是很普遍的發酵食物。

日本人的餐桌上常常可見到納豆，以及從中國傳過去的味噌、醬油、醋、味醂、酒釀、醃製蔬菜……等，甚至有人認為日本人比較健康長壽，就是因為經常吃發酵食物的緣故。

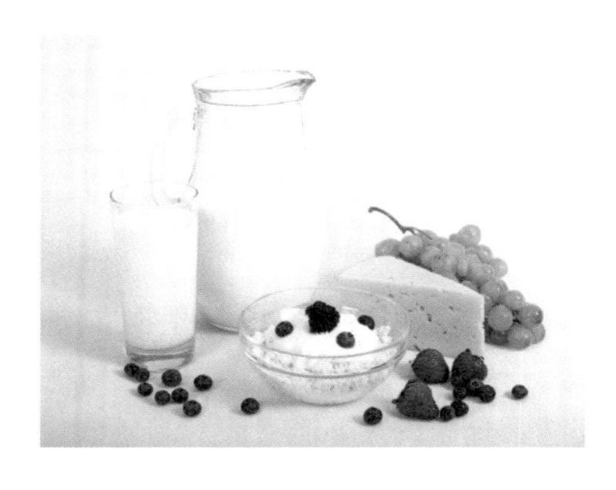

●起司是歐美常見的發酵食物。

歐美常見的發酵食物則有：麵包、起司、優酪乳和生火腿等。

不同的民族，對發酵食物的偏好也不同。臭豆腐是發酵食物，但外國人光是聞到味道就覺得臭死了！日本納豆也有特殊的味道，讓外國人聞到時以為壞掉了，不能吃。同樣地，我們吃歐洲的藍起司會覺得好像發黴了、味道很酸，但對於歐美人來講，卻是非常美味的食物。

微生物發酵產生了獨特風味

世界各地的發酵食物都有其獨特性，包括環境、緯度、物產、當地微生物的菌種及生長環境等，對發酵食物都有一定的影響。此外，各民族傳承的飲食習慣也不大相同，所以不同地區的發酵食物，往往凸顯了當地的特色及飲食文化。

「氣味強烈」是發酵食物的特色，如：台灣的臭豆腐、日本的納豆、歐美的乳酪、東南亞國家的魚露、印尼的天貝，都有特殊的發酵氣味。愛斯基摩人常吃的生肉、中國的金華火腿、歐美的生火腿，甚至發酵過的麵包也有獨特的氣味。

這些各式各樣的氣味，都是由於不同的微生物在發酵過程中所產生的。

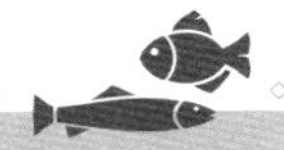

美味發酵的關鍵在微生物

發酵食物具有高度營養價值，但發酵跟腐敗只有一線之隔。為什麼會產生發酵作用呢？關鍵就在於**微生物**。

食物中蘊含著營養的有機質，微生物吃到這些營養的物質之後，會對人體產生一些有用的東西，這就是發酵的過程。

我常說，微生物就像是一台小小的加工機器一樣，可以增加食物中一些有營養的物質，並且改變風味，例如：牛奶發酵後會變成優酪乳，米飯會變成酒釀。納豆也是一例，黃豆蒸熟後，若沒有放入納豆菌，就不會發酵成美味的納豆，而是變得臭酸腐敗，成為長蟲的臭黃豆。因為有微生物發酵，才會有優酪乳、納豆等發酵食物，還能增加食物的保存性。

很多科學研究證明微生物是地球上最早出現的生物，在地表上隨時都可以找到。與食物有密切關係的微生物不計其數，其中，跟食物發酵關係最密切的就是細菌、酵母菌和黴菌。

微生物會進行酒精有機物及芳香成分的代謝，產生獨特的氣味。有些微生物還會在發酵過程中排除其他微生物，讓營養素增加，進而促進健康。

不同的微生物，分別會對不同的食品發生作用，大致可以分為以下五類。

乳酸菌

乳酸菌的種類多達數百種，用途也不同，可以發酵做成優酪乳，也可以做泡菜、酸菜，及起司、乳製品等。

乳酸菌有一項重要的「守護」特性，所以有乳酸菌的地方，其他微生物就不容易侵入繁殖，具有防腐、抗菌的作用。

我們會發現，如果將牛奶放在常溫下不理它，可能半天就腐壞了。但若加了乳酸菌，在一定的溫度跟時間下，就會發酵成帶著天然香味的優酪乳。

酵母菌

酵母菌可以將糖分和酒精分解成二氧化碳，在分解過程中，食材會產生缺氧狀況，在此情況下，壞菌和各種細菌就無法繼續存活。但沒有氧氣，酵母菌仍然可以繼續生存，進行發酵的工作，例如製成酒釀、麵包、魚露等。

醋酸菌

醋酸菌分為葡萄糖酸菌和醋酸桿菌兩種，可以把酒精和糖氧化。葡萄糖酸菌會形成大量的葡萄糖酸，產生醋的風味；醋酸桿菌發酵後則產生醋，可以促進身體腸道裡好菌的增殖。

麴菌

麴菌是促進穀類發酵很重要的菌類。在台灣最有名的麴菌就是紅麴，萃取紅麴發酵之後的食物，對心血管疾病的改善有益。麴菌當中的澱粉酶、蛋白酶和消化酵素等，還可以用來製造藥品。

納豆菌

納豆菌是枯草桿菌的一種，可以防止有毒菌種在我們體內繁殖。從納豆當中可以萃取出「納豆激酶」酵素，對於血管中血栓的溶解作用幫助非常大。

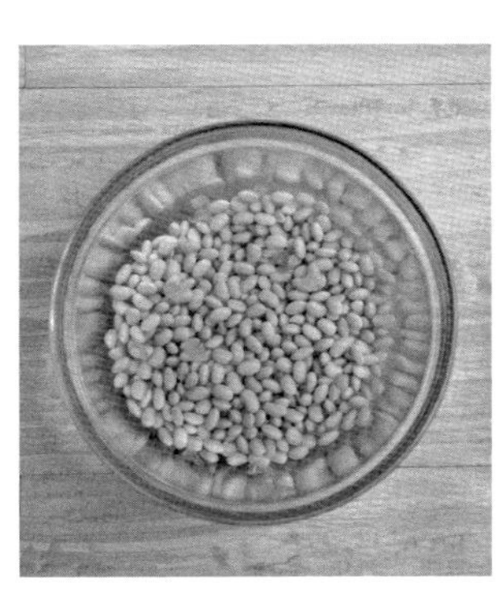

●蒸熟的黃豆加入納豆菌，便能發酵成為美味的納豆。

微生物在食品中的作用可分為五類

微生物	作 用
乳酸菌	乳酸菌的種類多達數百種，用途也不同，可以發酵做成優酪乳，也可以做泡菜、酸菜，及起司、乳製品等。乳酸菌有一項重要的「守護」特性，所以有乳酸菌的地方，其他微生物就不容易侵入繁殖，具有防腐、抗菌的作用。我們會發現，如果將牛奶放在常溫下不理它，可能半天就腐壞了。但若加了乳酸菌，在一定的溫度跟時間下，就會發酵成帶著天然香味的優酪乳。
酵母菌	酵母菌可以將糖分和酒精分解成二氧化碳，在分解過程中，食材會產生缺氧狀況，在此情況下，壞菌和各種細菌就無法繼續存活。但沒有氧氣，酵母菌仍然可以繼續生存，進行發酵的工作，例如製成酒釀、麵包、魚露等。
醋酸菌	醋酸菌分為葡萄糖酸菌和醋酸桿菌兩種，可以把酒精和糖氧化。葡萄糖酸菌會形成大量的葡萄糖酸，產生醋的風味；醋酸桿菌發酵後則產生醋，可以促進身體腸道裡好菌的增殖。
麴菌	麴菌是促進穀類發酵很重要的菌類。在台灣最有名的麴菌就是紅麴，萃取紅麴發酵之後的食物，對心血管疾病的改善有益。麴菌當中的澱粉酶、蛋白酶和消化酵素等，還可以用來製造藥品。
納豆菌	納豆菌是枯草桿菌的一種，可以防止有毒菌種在我們體內繁殖。從納豆當中可以萃取出「納豆激酶」酵素，對於血管中血栓的溶解作用幫助非常大。

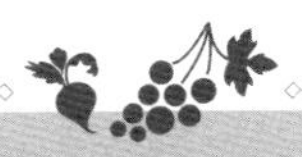

認識五大類發酵食物

在此將發酵食物分為五大類，讓大家更容易了解。

穀類發酵食物

在東方國家，有非常多的主食是屬於穀類發酵食物，例如：醋、甜酒釀、酒、饅頭和包子。

西方國家的麵包、啤酒和威士忌，也是從穀類發酵而來。

豆類發酵食物

我們常吃的醬油、臭豆腐、豆腐乳、黃豆醬、黑豆醬油、豆豉和豆瓣醬，是由米麴、豆麴、黃豆或黑豆發酵出來的食物。

日本人常吃的味噌、納豆以及東南亞常見的天貝，也是非常普遍的豆類發酵食物。

蔬菜、水果類發酵食物

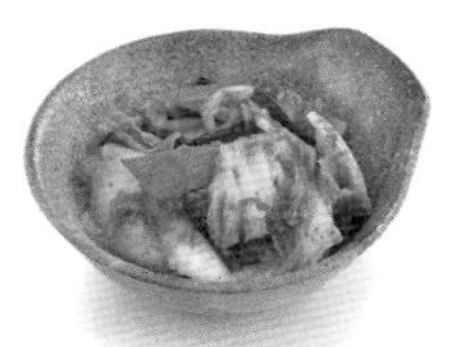
●韓國泡菜。

在台灣，常見的有台式泡菜、韓式泡菜、酸菜、菜乾和福菜。

在大陸，如寧波傳統風味的「臭冬瓜」也是發酵過的蔬菜類食品。歐洲則有德國的酸泡菜、酸黃瓜。

水果類之中，最普遍的發酵食物就是水果醋和水果酒，無論在東、西方，這些都是很常見的發酵飲料。

動物性發酵食物

常見的是牛奶類發酵製品，如起司、優酪乳。日本人甚至連豆漿也做成優酪乳，當中含有游離性的大豆異黃酮，對人體有益。

東南亞料理中常見的則有用魚、蝦發酵而成的魚露、魚醬和蝦醬。

西方有許多動物性的發酵食物，如生火腿、香腸等。東方的肉類發酵食物則有火腿、鹹肉與臘肉。

發酵飲料

最常見的就是茶，包括發酵茶、半發酵茶、未發酵茶。像西方的紅茶、東方的普洱茶，都屬於全發酵茶。

發酵食物的六大優點

讓食物小分子化，提高營養價值，增加身體的吸收效率

微生物在發酵過程中，會產生維生素、氨基酸等人體不可或缺的營養素。例如：黃豆發酵成味噌之後會產生許多維生素，其中包括素食者最常缺乏的 B_{12}，因此，吃味噌的好處可說比吃黃豆更多。而吃泡菜、酸菜，也比直接吃蔬菜的營養成分還要高。

此外，發酵食物可使食物的營養成分**小分子化**，增加身體的吸收效率，讓老人、小孩等腸胃功能較不好的人，也可以從中獲得充足的營養素。

增加食物酵素的攝取量，有益健康

酵素營養學之父艾德華‧賀威爾博士（Dr. Edward Howell）曾經提出一個口號：「你的酵素決定你的壽命！」

因為人體內一生中的潛在酵素，在一出生時就已經決定了。

人體大約有六十兆細胞，但是身體能製造的酵素有限，而且體內的潛在酵素只會越用越少、越老越少，所以一定要從食物當中多攝取酵素，維持正常生理機能及身體所需的能量。

有助食物「預消化」，改善代謝功能

發酵食物能讓蛋白質、澱粉等營養素，在發酵過程中先進行**「預消化」**來分解物質，這樣一來，身體的負擔就會降低，更能保留住體內的潛在酵素，將它們運用在其他身體機能上，這就是身體能量轉換的原理——一旦這邊用得少，那邊就用得多，我們的身體代謝功能才會正常。

現代人會產生很多慢性病，就是因為體內酵素「入不敷出」。有許多人因為「過食」，長期處於慢性消化不良的狀態，造成消化系統不少的負擔。因此發酵食物的另一個功能，就是對身體酵素的節約有很大的幫助，能夠增加延年益壽的機會。

調整腸道環境，增強人體免疫力

我常在亞洲地區演講，發現亞洲人有越來越多腸道方面的問題，包含腸躁症、憩室症、大腸癌、胃癌、食道癌，尤其大腸癌更位居許多國家十大死因之冠。

腸道是我們的第二個腦，有「副腦」之稱，跟人體的免疫系統也有非常直接的關係。我常說，腸道環境不佳，人體免疫力就會降低；腸道不健康，全身就不健康。

發酵食物不易腐敗而能持久保存的理由，是因為含有豐富的微生物，可以抑制某些腐敗菌及雜菌增生，稱為「微生物的拮抗作用」。打個比喻來說，就是社會上的好人多了，壞人就會變少；壞人一多，好人就會減少。

因此，若要調整腸道、提高免疫力，就要增加腸道內的好菌、減少壞菌，例如：我們熟知的「乳酸菌」就能夠增加腸道的益菌，維持腸道功能正常運作。除了乳酸菌以外，像納豆菌、益生菌的生成物，也可以達到改善腸胃健康、提高免疫力的功能。

預防心血管疾病

現代人的外食機會非常多，很容易攝取過多的動物性脂肪，加上缺乏運動，許多人有明顯的「三高」（膽固醇高、血糖高、血壓高）問題。而且不只是銀髮族，很多年輕人及兒童也會因代謝問題而產生心血管疾病。

在發酵食物中，豆類食物尤其含有非常豐富的抗血栓成分，可以有效溶解血液中栓塞的物質，達到預防動脈硬化、降低血壓的功效。

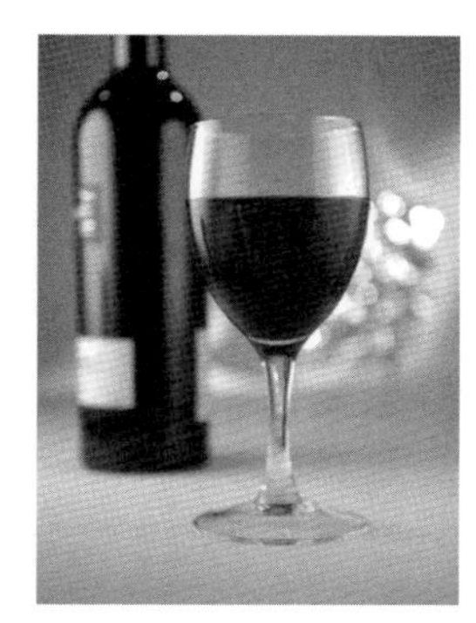
●每天一小杯紅葡萄酒很健康。

紅葡萄酒也是發酵食物的一種，每天小酌一小杯（120c.c.以內），可以讓血液保持弱鹼性、強化微血管，並且保持血管壁的彈性，有助於預防心血管疾病。

天然的釀造醋也是發酵食物之一。醋中所含的醋酸可以幫助控制血壓、平衡血糖和消除疲勞。而且，天然釀造醋含有非常多的氨基酸及礦物質，可以改善膽固醇過高的問題。

發酵食物中的優酪乳則能改善腸相、預防動脈硬化，並且促進血液循環。

預防癌症

日本人吃味噌的歷史悠久。已有研究發現，每天喝味噌湯的人，罹癌的機率比完全不喝的人低。這是因為在製作味噌的發酵過程中，會藉由麴菌產生有益身體的物質，例如糙米酵素便具有強烈的抗癌特性。

發酵食物中也含有豐富的膳食纖維，可以預防腸、胃方面的疾病，調整身體機能，以及增加抵抗力等，這些皆有助於降低罹癌的風險。

發酵食物符合「健康三好」：食用者好，生產者好，環境更好

世界各地的發酵食物製作原理大致相似，都是利用微生物將原料進行分解、代謝之後，產生對身體有益的營養物質。有些發酵食物需要放麴、培菌來發酵，有些則不需要。

有助於發酵的微生物無所不在，在空氣、水、土壤和動物、植物身上都有，甚至連人體中也有不同的菌株。

自古以來，人們大都是仰賴經驗來製作發酵食物，由於微生物、細菌無所不在，只要提供一定的濕度、溫度，以及足夠的衛生環境與時間，就可以製成發酵食物，實在相當奧妙。

只不過現代科技發達，飲食文化也快速變遷，食品商為了量產及講求時效而希望縮短發酵的時間，往往會改用比較速成的方法。很多人常分不清發酵品和醃漬品，以為快速醃漬就算是發酵，其實兩者無論在營養成分或營養價值上，都有很大的差異！

所以，我希望透過這本書來幫助大家認識發酵食物、知道如何選擇純天然的發酵食品，以及自己動手做出天然又好吃的發酵食物，改善身體健康。

發酵食物的烹調方式和做法都變化無窮，但要注意安全、衛生，才能達到生機飲食所強調的「減少烹調」、「節能減碳」目的。

發酵食物不用加熱、不需耗費太多能源，符合我常提倡的健康生活「三好運動」：**「食用者好，生產者好，環境更好」**，不僅有助於促進身體健康，也可以讓我們身處的地球環境更美好，這也是我出版這本書所想要傳達的健康概念。

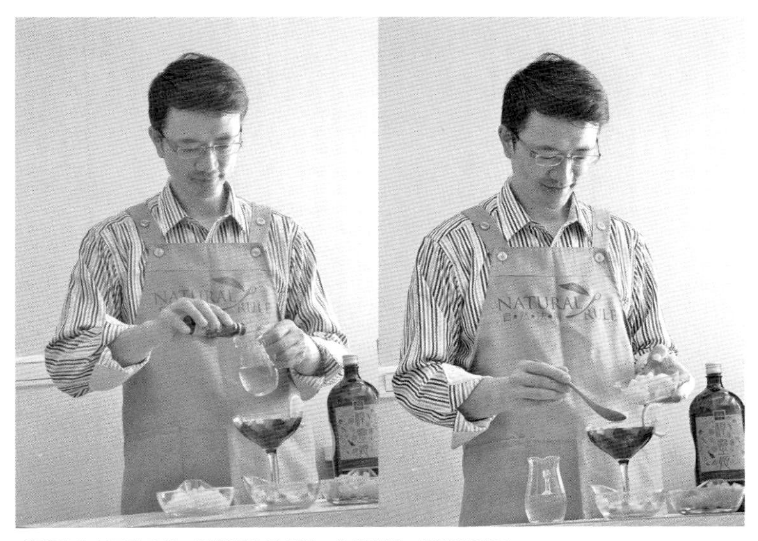

●發酵食物自己動手做，不但對食用者好，生產者好，環境也更好。

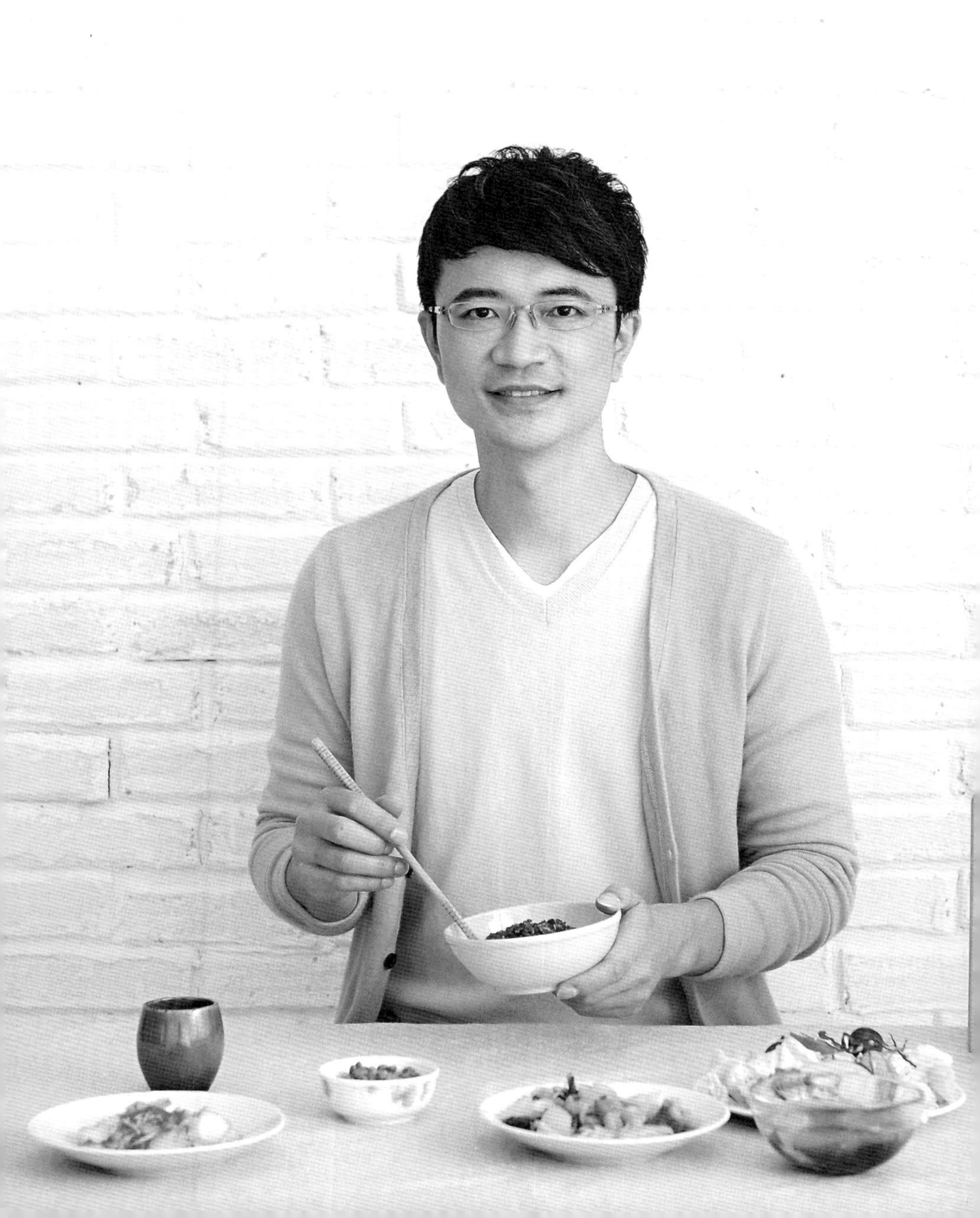

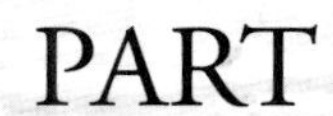

PART 1

天然、活力的選擇

美味發酵食物10種

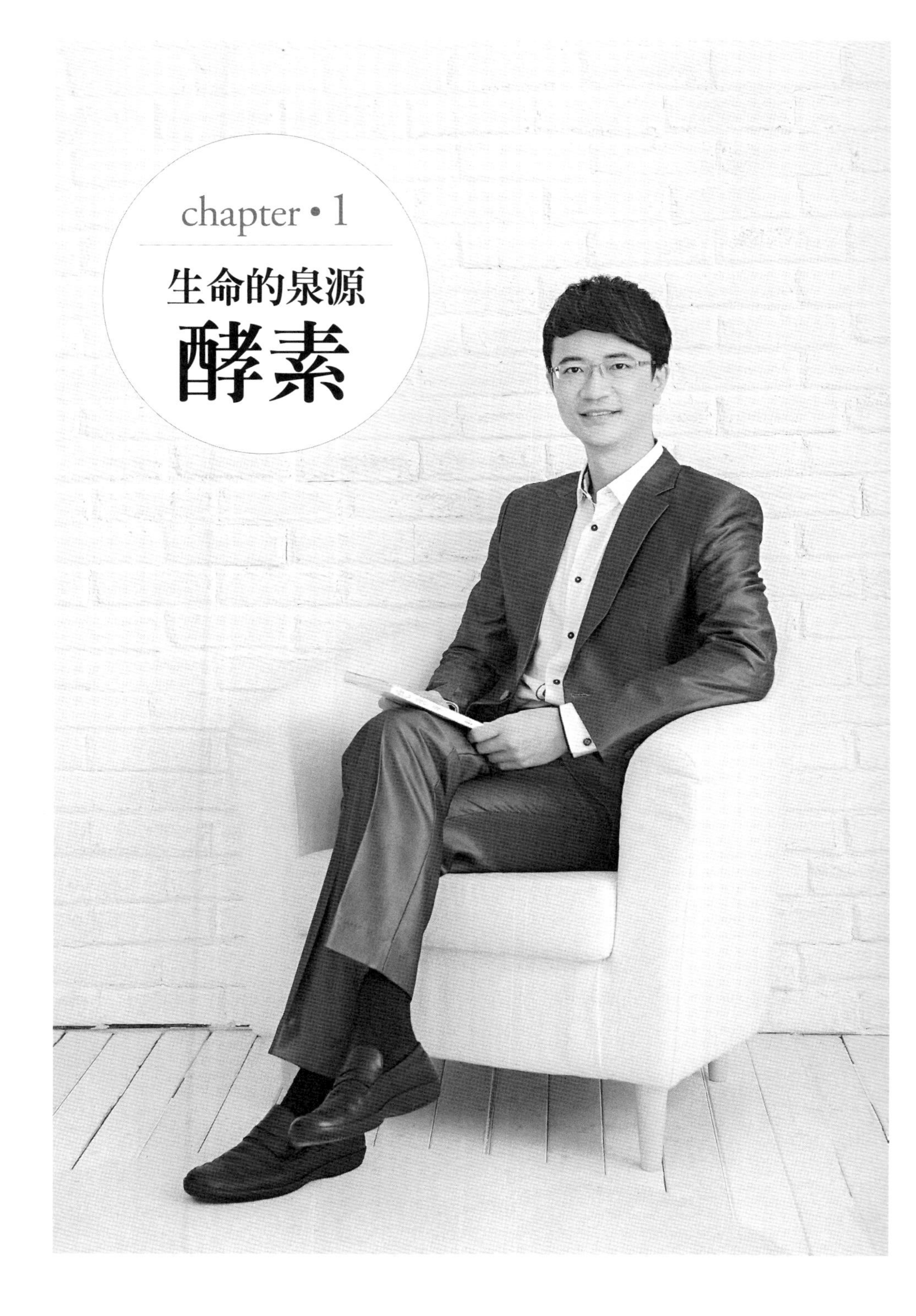

chapter • 1

生命的泉源 酵素

酵素是生命的泉源

酵素到底是什麼？

近幾年來，「酵素」這個名詞時常出現在各大媒體，被大眾廣泛討論，一夕之間，似乎成為健康話題的寵兒。在媒體或有心人士炒作下，甚至衍生出「吃酵素可以治病、排毒、減肥」和「吃酵素補酵素」等說法，這些其實都是無稽之談。那麼，酵素到底是什麼？

不要被廣告用詞誤導了

首先，我們要了解人體內的酵素種類不下千種，就算吃酵素補給品真能補充身體的酵素，請問要補充哪一種？不知原理的人，勢必會亂吃一通。

其次，酵素主要是細胞化學反應的催化劑，並非做為營養補給用；而疾病、排毒、肥胖是營養和代謝問題，且體內的新陳代謝酵素不能由境外補充，要如何達到治病、排毒、減肥的功效呢？

酵素是生命體維持正常運作所需

在地球上，只要是有機體（即有生命的物體），都需要酵素來維持正常的生理運作。以小生物體（如細菌和黴菌等微生物）為例，因其無法直接攝取大分子有機物做為營養來源，必須先藉由分泌能夠分解大分子有機物的消化酵素，使其成為單糖、甘油、短脂肪酸、胺基酸等小分子單位，再加以吸收利用；此外，微生物也需依靠酵素來局部分解寄主細胞。而大生物體如人類與其他動物，也需要利用酵素來幫助消化食物，並進行能量的轉化。

酵素有什麼特性？

「酵素」的英文是 enzyme，也就是一般我們所稱的「酶」。希臘文的意思是「在酵母中的東西」。它有以下幾種特性。

酵素具有活性

酵素具有活性，是生命體所有生化反應的催化劑，也是維持生命不可或缺的必需品，對於食物的消化、吸收、分解等，都需要酵素的幫助。酵素以蛋白質為骨架結構，滿載了「蛋白質」這種生命能量要素，就像汽車電池是由滿載電能的金屬板組成；它能承受的最高溫度範圍是

48℃，一旦溫度過高，活性就會被破壞。

酵素對熱很敏感

酵素對於熱相當敏感，食物在 48℃以上的水溫中浸泡不到半小時，即可能耗盡酵素，所以中國人吃熱炒的飲食習慣，其實是消耗了原本生鮮的動、植物食品中所含的消化分解酵素。

酵素有助修補細胞，重獲健康

此外，酵素還具有修補細胞的功用。它與藥物的作用不同，並不是直接殺死病毒，而是把營養素提供給體內細胞，讓受損的細胞獲得更多養分，藉由自我修補機制，讓身體重獲健康。

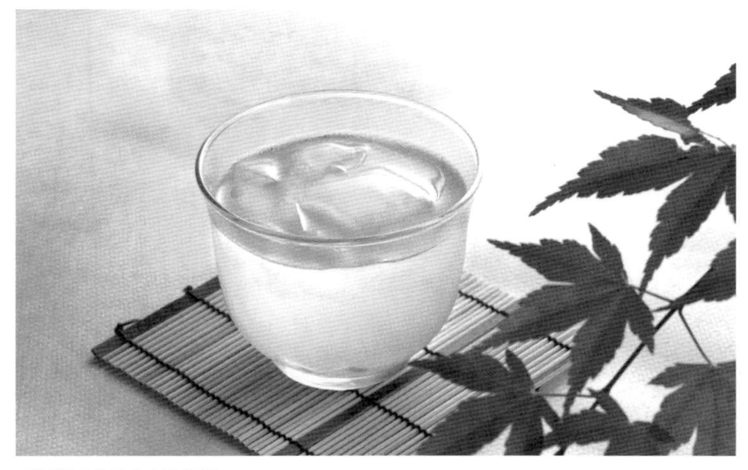

●酵素決定你的生命及健康。

在這個過程中，酵素扮演了媒介的角色，它或許無法像藥物一樣立即見效，但可以讓身體因獲得足夠營養，漸漸恢復能量，進而讓病症逐漸好轉，雖然效果較緩慢，卻是對全身細胞機能進行調理，有別於藥物的單一作用。

這就像電腦系統用久了難免會出現當機等情形，若只是針對單一問題進行維修，沒多久後，電腦還是會出問題，此時唯有「重灌」才能讓電腦恢復正常。酵素的作用也是如此，可以達到體質再生的目標。

酵素有多少，生命就有多少

近代酵素營養學的先驅艾德華·賀威爾博士，在一九八五年出版的《酵素營養學》一書中提到：「人類的壽命與健康，與體內的酵素消耗量成反比。」如果可以增加對食物中所含酵素的利用，就能遏止體內的潛在酵素變少，而提升人體健康與壽命。更重要的是，酵素可以排除毒素、平衡體內的酸鹼值、進而修補細胞，調整體質。

人體內的酵素在出生時最多，隨著年紀增加，體內酵素會減少。美國就有研究發現，年輕人唾液中的酵素，比六十九歲以上的老人多出三十倍。由於體內的酵素減少，導致體力衰退，年紀越大，越容易生病。像我們年輕時三天三夜熬夜不睡，可能休息一、二個晚上就能迅速恢復體力，但中、老年之後，即使獲得充分睡眠，疲勞感也不容易消除，原因就在於此。

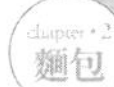

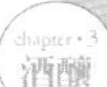

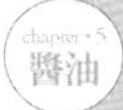

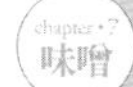

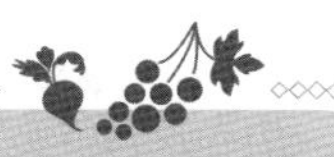

先進行「預消化」，減少身體酵素的消耗

酵素會適應生命

艾德華・賀威爾博士提出的《酵素營養學》有兩個重要的原則：一是「酵素適應生命法則」，也就是說，依照所吃食物的不同，體內消化酵素的分泌量也會不同。舉例來說，我們吃飯時，口水會分泌消化酵素來分解澱粉；吃了肉，胃就會分泌蛋白質分解酵素。所以，若我們吃到富含酵素的食物，身體就不需要再分泌過多的酵素來消化，可以節省體內酵素的消耗。

第二個重要原則是「預消化」。許多動物不會分泌消化酵素，牛、羊雖然有四個胃，但前三個胃不會分泌酵素，僅有第四個胃有消化酵素，會對食物進行處理。而牛、羊的口水也不會分泌酵素，因為牛、羊吃的草有豐富的酵素會自體分解，所以即使牛的體積比人類大很多，但胰臟大小卻只有人類的三分之一。胰臟是重要的消化器官，消化功能越不好，胰臟就會越肥大。

此外，像豆類、穀類當中含有酵素抑制劑，會使酵素的活性降低，或者完全失去活性。以它們為食的鴿子、雞等家禽類動物自有破解機制，例如：雞在脖子的地方有個囊袋，在適當的溫度及濕度下，可以利用食物本身自有的酵素，先進行**「預消化」**的功能，來**節省體內的消化酵素**，幾小時內可讓食物發芽、發酵，產生酵素，將酵素抑制劑破壞掉。我們人體雖然無法處理食物中的酵素抑制劑，但可以透過先將食物發酵或煮熟來達成目標。

生鮮的蔬菜、水果，甚至生肉、生魚都含有酵素，不過因為考慮到寄生蟲的問題，我不鼓勵吃太多生的肉、生的魚，若蔬菜、水果要生吃，也一定要清洗乾淨。

吃生食較健康長壽

聰明的人類在進化過程中，學會了如何用火來烹調食物。雖然我們因此而享受到變化多端的美味，但是，這些食物中所含的天然酵素卻因為不斷加熱，而一點一滴地流失了。

在生物界中，除了人類吃熟食，其他動物都是生食。然而，熟食其實會破壞酵素。

醫學之父希波克拉底在西元前幾千年就洞悉了這個觀點，他曾說過：「火食等於吃得過多。」火食指的就是加熱過的食物，酵素會在加熱時流失，大量吃以火烹調的食物比較容易生病。

現代科學家也做了很多實驗，發現野生動物因為吃生食，很少有慢性病；而餵養熟食的寵物貓、狗，則容易患慢性病。

關於生食比較健康的研究很多，最有名的就是關於愛斯基摩人健康秘密的研究。人類學家發現，位屬寒冷冰原帶的傳統愛斯基摩人，飲食多數是生食，包括打獵而來的魚肉、海象、麋鹿等，三餐很少有蔬果或穀類。傳統愛斯基摩人會把生肉放在積雪中，幾個月後，即使肉看起來有些腐爛（其實這不是腐爛，而是發酵的狀態），他們也照吃不誤。由於生肉當中的蛋白質分解酵素先進行了「預消化」，將肉裡的蛋白質分解成了氨基酸，吃的時候不需要再消耗體內太多的消化酵素來進行消化、分解，人體非常容易吸收、利用，所以不容易生病，可以維持健康。

但是自從近代愛斯基摩人移民到加拿大北部，開始吃加熱過的熟食之後，身體狀況就開始改變了，由此證明，生食中的酵素與健康的確有相當密切的關係。

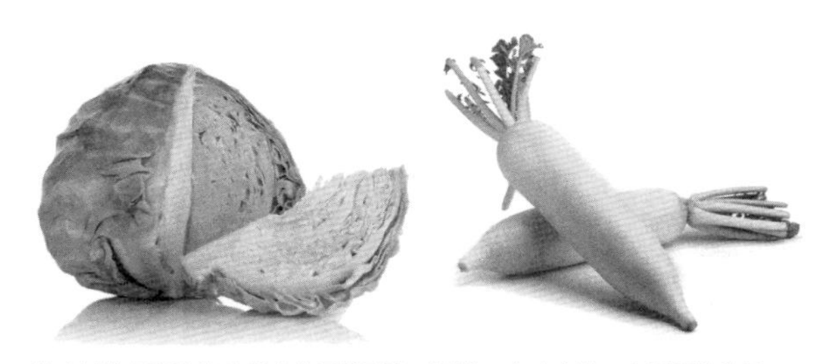

●生食較能保留食物中所含的天然酵素，不過，在吃之前一定要清洗乾淨。

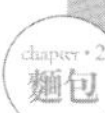

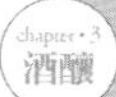

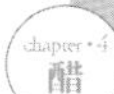

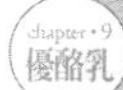

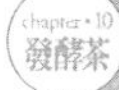

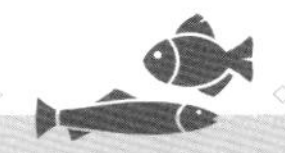

酵素對體內細胞的重要性

疾病發生的兩大主要原因

體內酵素不足，使體質變得易受感染

這是最重要也最根本的潛在原因。當我們體內的狀態平衡時，不會感到有什麼不舒服，然而一旦身體酵素不足，只要在日常生活中接觸到致癌物質、膽固醇、細菌，或 X 光、食品添加物及菸、酒等，就容易生病，變成壓垮健康的最後一根稻草。

身體細胞的新陳代謝靠酵素

人體內所有的代謝路徑全是由酵素與基質所組成的，若酵素調節作用正常，細胞便能正常運作。

人體就像是一個小型的加工廠，每天要完成許多化學反應，而這些反應的進行都需要有酵素參與；重點是，一種酵素只能負責一種作用，而人體內的酵素種類高達幾

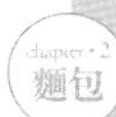

萬種之多，各司其職，共同進行著體內的各種反應，維持人體的機能正常運作。

倘若缺乏酵素，人體這座小型加工廠所該有的反應將無法順利運作，以致產生各種代謝障礙，引起如糖尿病、高血壓、癌症等疾病，最終連生命也無法維持下去。

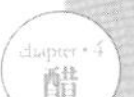

若體內的各種機能可以正常、順利地運作，細胞就都能充分進行新陳代謝，自然就可以讓我們保持年輕、健康和長壽！

酵素促成消化與新陳代謝

現代人健康最大的威脅就是慢性病。在國人十大死因裡，除了意外及自殺身亡之外，其他的都與新陳代謝失調有關。許多疾病更被定義為「代謝不良症候群」，與體內平衡有很大的關係，包括食物的消化、吸收與排泄的障礙。其中，影響新陳代謝最重要的營養素就是「酵素」。

在我們體內的酵素有兩大類：

1. 分解食物的「**消化酵素**」。

2. 使人體正常運作的「**新陳代謝酵素**」。

我們藉由三餐攝取的蛋白質、脂肪、澱粉等三大營養素，如果沒有「消化酵素」，是無法完成消化的。蛋白質、脂肪、澱粉分別需要蛋白酶、脂肪酶、澱粉酶來分解，之後才能被人體完整地吸收利用。

chapter • 10
發酵茶

吸收利用完的廢物需要代謝，這時，身體便需要「新陳代謝酵素」做為進行生化反應的觸媒。

我們的身體（包括所有器官組織在內）皆是由「新陳代謝酵素」來運作，這些酵素會汲取蛋白質、脂肪及碳水化合物（澱粉、醣等物質），並利用它們打造健康的身體，維持所有功能運作正常。

良好的健康，取決於所有消化酵素和新陳代謝酵素都能完美地運作，因此，我們必須確保自己體內維持了足夠的酵素含量。

酵素的分類

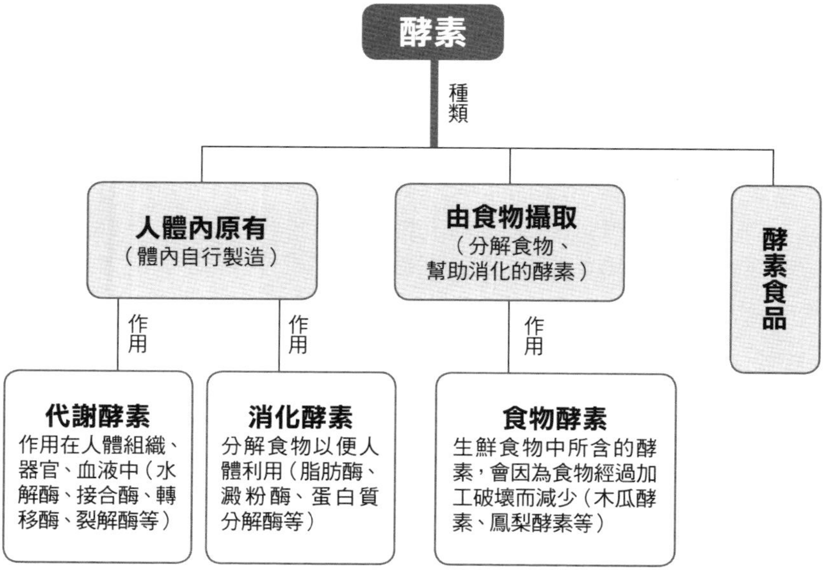

酵素

種類

人體內原有（體內自行製造）

由食物攝取（分解食物、幫助消化的酵素）

酵素食品

作用

代謝酵素
作用在人體組織、器官、血液中（水解酶、接合酶、轉移酶、裂解酶等）

消化酵素
分解食物以便人體利用（脂肪酶、澱粉酶、蛋白質分解酶等）

食物酵素
生鮮食物中所含的酵素，會因為食物經過加工破壞而減少（木瓜酵素、鳳梨酵素等）

酵素食品有助於調整體質

酵素食品可以促進體內酵素的合成，或是補充消化酵素的含量。

所謂「酵素食品」，是以新鮮的原料配方及最新生物科技為基礎，利用微生物學中的微生物共生發酵萳取技術（Microorganism Symbiosis Ferment Technology；簡稱 MSF），漸層式植入對人體有益的菌種，透過優質菌種共生培養後，經過短、中、後期獨立批式完整發酵而成的微生物產物結晶，不僅能迅速供給身體所需的營養素，更具有多方面的機能性！

生鮮的蔬菜、水果中含有多種不同的食物酵素，而無論是補充蔬果本身的酵素或攝取酵素食品，都可以達成四階段的調整體質功能：淨化（排毒）、矯正（修補細胞）、平衡（酸鹼平衡）與機能（體質再生）。

酵素食品有幫助調整體質的功能：
排毒→修補細胞→酸鹼平衡→體質再生

吃酵素食品，補充體內耗損的酵素

人的體內酵素衰弱及耗損的原因有二：

一是隨著年紀的增長，胰臟細胞受損，導致酵素製造量減少。

二是人體內數十億細胞中的酵素潛能枯竭，這是由於生命將盡時，身體消化的反常需求所造成的耗損。

享譽國際的賀威爾博士，早在一九八五年便提出「酵素有多少，生命就有多少」的理論。他發現，將各種蔬果植物經過複合微生物發酵後，能萃取出人體需要的各類植物營養素及小分子的微量稀有元素，有助健康。

我們體內的酵素量以剛出生時最多，之後在成長過程中，會因體質狀況不同而產生個別差異。現今社會，大多數人都處於工作、生活等多重壓力之下，如果又加上抽菸、喝酒、感冒、生病、受傷等突發情況，體內的酵素會消耗得更快。當體內的酵素變少時，也等於在宣告身體朝老化的方向更接近了一大步。

酵素食品的功能

在預防醫學當道的今日，由生鮮蔬果發酵製成的食品，在提升健康品質的過程中扮演著舉足輕重的地位。尤其值得一提的是，酵素食品被日本人視為歷久不衰的健康食物。

酵素食品除了含有豐富的消化分解酵素外，還有促進體內新陳代謝酵素生長的前驅物質，更包含了豐富的維生素、礦物質、植化素及微量元素等，是營養補充的重要食品之一。

我們的生活中，毒素無所不在，所以要保持健康的第一步，便是優先避免毒素的侵犯，經常進行身體的排毒工作，免於受到毒素的傷害。

讓正常細胞進行正常的新陳代謝，可以維持體內酸鹼值的平衡，以持續進行身體細胞的正常活動。而藉由酵素食品所含的多元成分，可以修補異常細胞、補充它們所缺乏的物質，幫助身體回復正常的狀態，遠離疾病，永保健康。

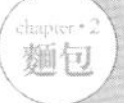

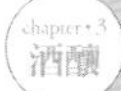

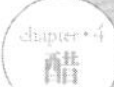

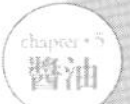

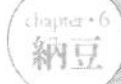

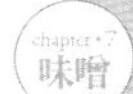

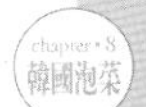

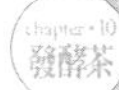

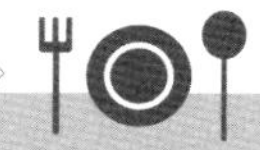

定期存款到你的酵素帳戶

不要讓體內酵素坐吃山空

實驗證明，酵素會參與身體機能的運作，但在作用過程中也會耗損。當體內酵素被消耗到某種程度時，壽命便會告終。就像我們要儲存食物在冰箱裡，若一直消耗冰箱內的食材，卻沒有適時補充食物，總有一天會沒有糧食可吃。

大多數的人都一直在消耗體內「酵素帳戶」的存款，而很少進行儲蓄，坐吃山空的後果造成了生病、老化的現象。所以，最明智的做法應該是多吃生鮮蔬果及酵素食品來保存體內酵素，使我們的「酵素帳戶」永遠存款滿滿，才能健康長壽。

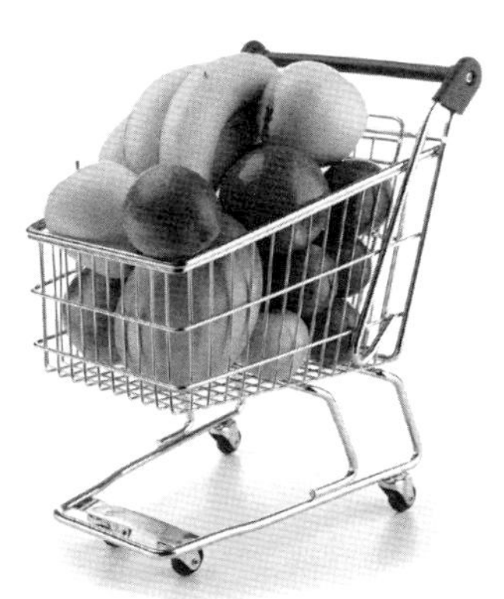

●多吃生鮮蔬果及酵素食品，儲存體內的酵素帳戶。

身體不舒服時，吃含天然酵素的清淡食物

當我們身體不舒服，但還不到生病的時候，最好只吃些清淡的食物，不要吃得太油膩或過度補充營養，不然反而會對身體造成太多負擔。

生病時，身體為了要快速代謝毒素、增強免疫力以恢復健康，會抑制消化酵素，避免浪費酵素在消化食物上，讓體內潛在的酵素轉換成新陳代謝的功能。

此時，身體會感到疲倦，千萬不要以為多吃東西可以補充營養，這反而會對身體產生負擔。應該要補充適當的水分，吃富含天然酵素、礦物質、維生素、植化素的輕食、新鮮蔬果，讓身體機能慢慢恢復過來。

許多現代人都是「過食」，吃了過量的食物，尤其是每天一早趕上學、上班，為了求快速方便，不少人選擇吃高糖、高蛋白、高油脂卻不容易消化的早餐，例如燒餅、油條、奶茶等，讓身體消耗了大量的消化酵素來工作，一旦導致全身代謝機能無法運行，很容易會引起慢性病。

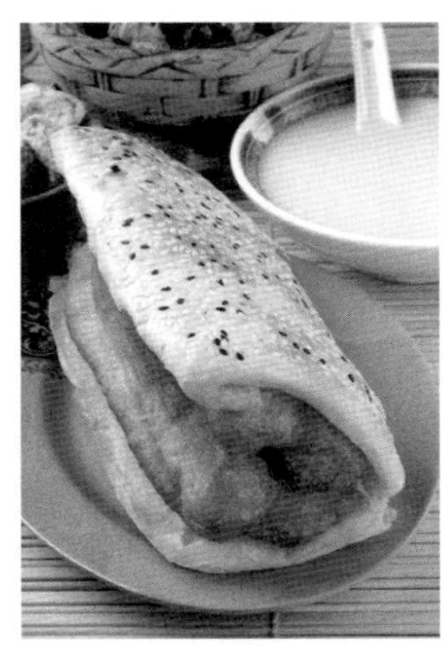

●你知道嗎？燒餅、油條等都是高糖、高油脂的早餐。

此外，這些無法消化而殘留在腸道內的食物，更會造成腸道惡化，而形成排便問題。

建議早餐最好吃些低糖分的水果，或是簡單的蔬果沙拉。因為蔬菜水果的水分多，又含有豐富的礦物質、維生素、植化素與活性酵素，對身體較沒有負擔，也可達到促進排泄的功能。

聰明挑選酵素食品

目前市售的酵素食品大約分三類：

1. 良質的酵素食品：

對人體有最大的功效。

2. 基礎酵素食品：

長期食用安全，但功效不足。

3. 化學合成酵素：

對人體有害，不可長期食用。

吃酵素食品的目的，在於獲取菌體的豐富營養、完整的生物能量和消化酵素群。很多廠商由於知識、技術和認知上的差異，製造出許多品質上兩極化的產品，但皆以「酵素食品」之名販售。而因為一般消費者對酵素食品所知有限，無法分辨優劣，甚至有些人買到了不當的產品，深受其害而不自知。

化學合成酵素是以蔬果粉、五穀粉或液態食物，摻入工業或藥用的蛋白分解酵素製成。它們不含有益的活菌，也沒有小分子生物能量，更沒有消化酵素群，僅含一種強性的蛋白酶，食用後會瓦解蛋白質的結構，造成人體無法吸收，消化功能卻增強的假象！長期食用下來，更會破壞消化道的黏膜和細胞組織，不但對健康無益，嚴重的話，反而會對身體造成傷害！

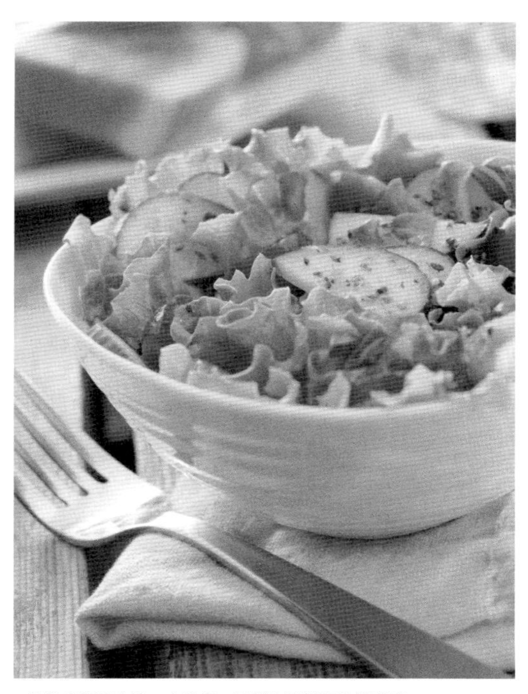

●早餐吃蔬果沙拉，水分多，又攝取了豐富的營養素。

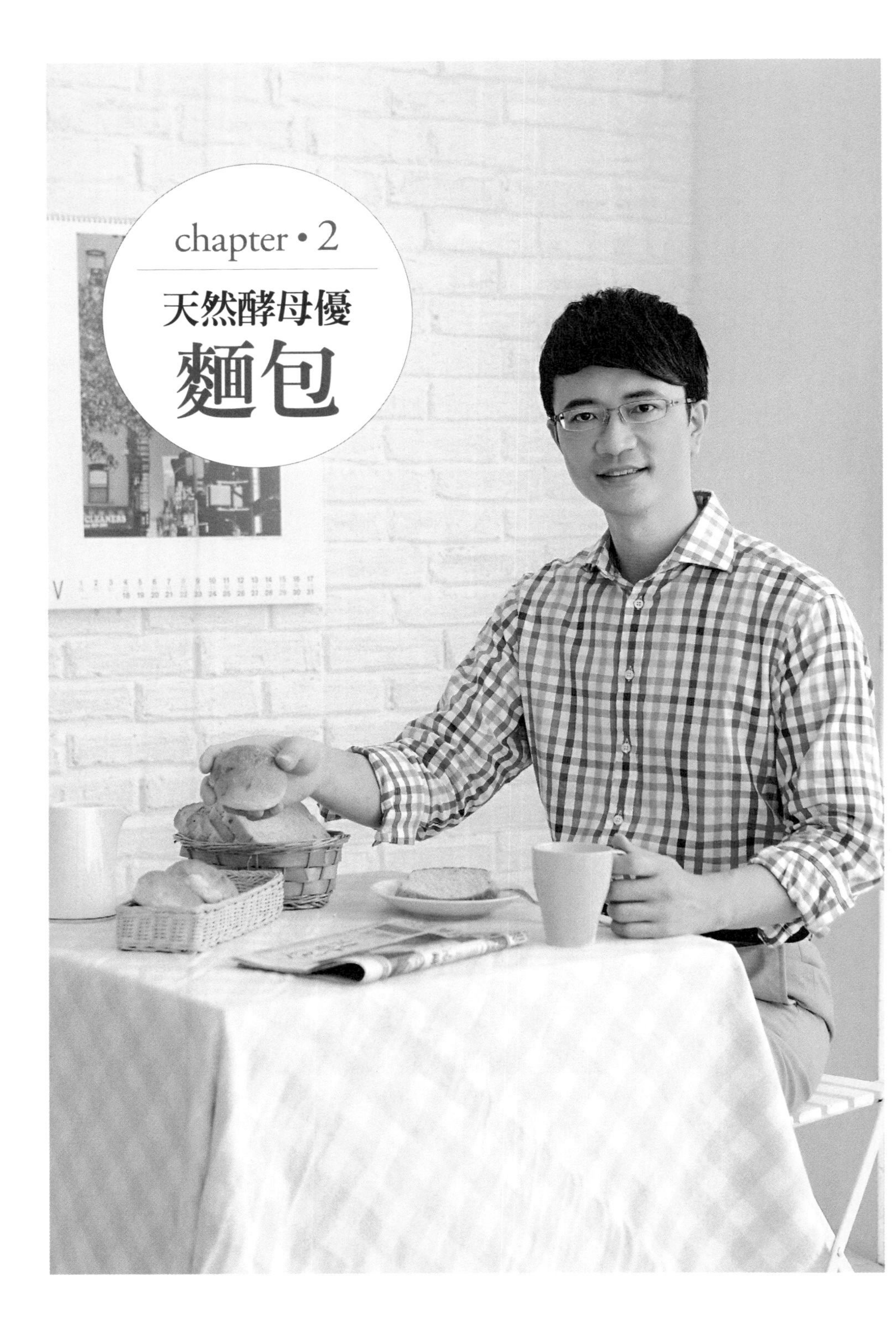

chapter • 2 天然酵母優麵包

麵粉類發酵食物的發展

東方與西方做法不同

西方的麵包、餅乾，東方常見的饅頭、包子和大餅，都是由麵粉或穀粉發酵而成。

根據宋朝高承撰的《事物紀原》記載，饅頭始於三國時代。在《三國演義》當中也有提到，諸葛亮在南征孟獲、平定南方之亂後班師回朝，正當他率領的大軍要渡過瀘水時，發現烏雲密布，狂風暴雨。

根據當地的習俗，要用人頭和牲畜祭祀，才會風平浪靜，平安渡過惡水。但是諸葛亮覺得殺生來祭祀太殘忍了，足智多謀的他於是命令伙伕軍，用麵粉搓成人頭狀，裡面混合牛、羊肉當餡，代替祭品，名為「蠻頭」；後來流傳到後世，演變為「饅頭」一詞。

饅頭不僅能當主食，在中醫裡，無餡的饅頭還可以當成治療輔助品。早在晉朝葛洪的《肘後方》中就有相關的記載：「把饅頭研磨調製後，可以治療燒灼傷。」

李時珍在《本草綱目》中也提到：「饅頭味甘性平無毒，能消食、養脾胃，溫中化滯，益氣和血、止汗利三焦」。

如果飲食不當，會造成腹脹、打嗝、消化不良等腸胃問題，把饅頭稍微燒焦，就成為一種活性碳，吃下去之後，可以吸收腸胃裡的水分和空氣，改善消化功能，甚至對於胃酸過多也有療效。

麵粉發酵之後，在東方用蒸的，做成了饅頭；在西方則烘焙成麵包。麵包的歷史可能比饅頭更早，據傳幾千年前在古埃及壁畫中，就有出現麵包的原始雛形。

古埃及人很早就知道將小麥磨成粉，跟水拌在一起，擺在溫熱的地方，把麵糰烤成麵餅。

十六世紀時，歐洲人慢慢發現麵包會發酵是酵母菌的功勞。到了十八世紀，受到工業革命的影響，製造業蓬勃發展，人們也開始著手於酵母的研究，於是大量製造出以小麥發酵的麵食。

台灣麵包受美、日影響

中國人傳統上以米食為主，對麵包的發酵技術比較不重視。直到二次大戰和韓戰爆發之後，美軍協防台灣之際，由於美國人不習慣吃台灣的饅頭，因此一九六二年，在中美基金委託美國小麥協會的協助之下，台灣成立了麵包烘焙人員技術訓練班（「中華穀類食品工業技術研究所」的前身），積極推動科學化烘焙的技術，烘焙業也因而興盛了起來。

以前的麵粉袋，外面都印有中美合作的握手圖案；當時生活困苦，很多老一輩的人還會用麵粉袋做成內褲來穿——這些都是現在年輕人很難想像的一段歷史。

不過到了現在，台灣的麵包種類非常多樣化，消費市場也有了一些改變。

台灣人受到美國、日本影響，在消費主流上比較偏好軟式麵包，但是在軟式麵包中，由於添加物、蛋、糖的比例較高，才能達到香酥鬆軟的效果。雖然這類麵包在刀工、造型方面都比較講究，用的卻是高油、高糖的餡料。

硬式麵包的配方則比較簡單，著重以小麥發酵、進行烘焙，例如歐式雜糧麵包、法國麵包，表皮鬆脆，有天然的麥香，越嚼越有味道。

台灣人以前比較不喜歡吃這種硬式麵包，是因為過去的烘焙設備比較不足，所以很多麵包做出來很硬，被稱為「石頭麵包」，印象中就是不好吃。但是最近在健康風潮的帶領下，天然穀類麵包崛起，在烘焙技術上，也回歸到取自於天然酵母的發酵，盡量減少糖和鹽等添加物。

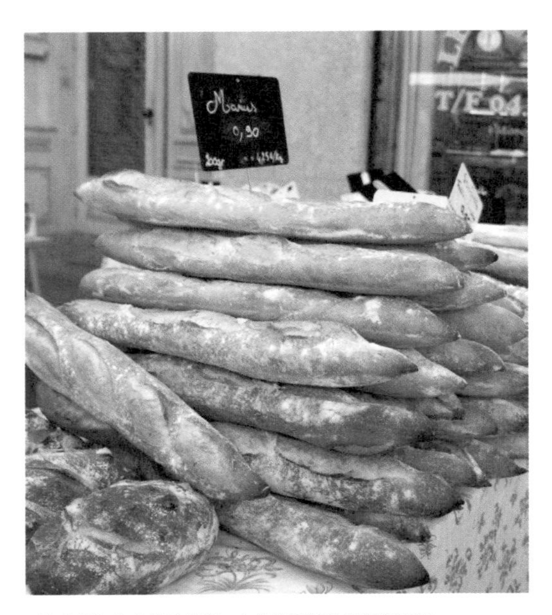

●歐式麵包的含糖量較低，有的甚至連油和糖都不用，崇尚自然健康。

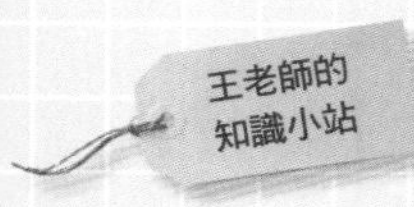

你瞭解自己吃的麵粉嗎？

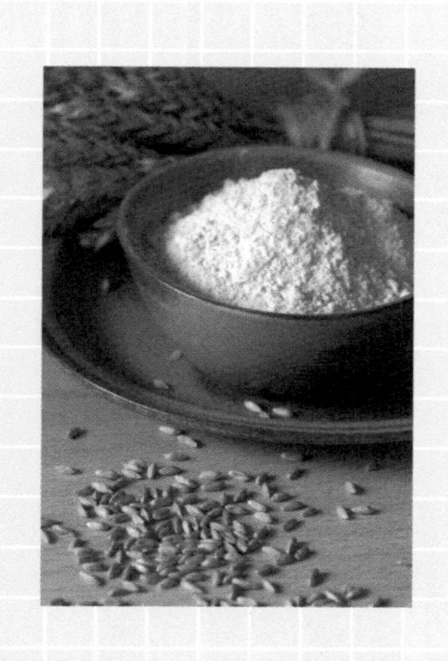

麵粉的唯一原料：小麥

「小麥」是製作麵粉的唯一原料，而台灣的來源主要仰賴進口，如美國、澳洲、德國、加拿大、印度，甚至冰天雪地的俄羅斯。小麥進口之後，經過加工磨製才成為供應本地消費的麵粉。由於生產小麥的國別與氣候不同，因此它的種類可依產地、顏色、季節與硬度來分類，例如：目前在台灣使用量居多的美國小麥屬於硬質紅麥，是蛋白質較高的小麥品種。

太白的麵粉，小心加了漂白劑！

麵粉是不是越白越好呢？事實上，剛磨製好的麵粉呈現淡淡的黃色，如果能在麵粉廠存放一到二個月再出廠的話，麵粉會利用空氣中的氧氣，氧化其所含的植物色素，而轉變為白色。除此之外，更可改變麵粉的物理性質，使麵粉自然熟成，讓後續做麵包時更容易加工與成形。

由於自然熟成必須耗費廣大的空間、拉長時間，往往會造成生產者在資金與管理方面的困擾，因此業者會以添加漂白劑或化學藥品的方式，來加速麵粉氧化潔白。

不過，雖然目前國內確實有部分麵粉廠會添加熟成劑，但也有廠商堅持以自然熟成製粉（大多是小廠），或添加維生素 C 及天然酵素，加速麵粉的催化熟成，只是相對地成本也略偏高。

高筋、中筋和低筋麵粉怎麼用？

一般而言，高筋麵粉適合做麵包及發酵食品，中筋麵粉適合製麵條和水餃等，低筋麵粉則適合做蛋糕、餅乾與點心。

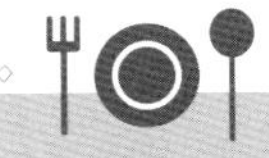

留意烘焙食品的成分

食品安全要謹慎

在我們常吃的西式麵包、糕點和中式的包子、饅頭中，有些廠商為了大量生產，基於成本考量，會添加人工色素和香精增加香氣，以及防腐劑來延長保存期限，甚至在麵粉內加漂白劑，形成了食品安全問題。

現代人健康意識抬頭，普遍會挑選比較天然、沒有加入過度添加劑的食物。很多人為注重健康而吃全麥麵包，但是要小心，市面上也有所謂的「假全麥麵包」。

為了避免全穀製品的定義不同，造成民眾混淆，衛生署食品衛生管理局訂立了「全穀產品宣稱及標示原則」：

全麥或**全穀**成分需要超過總重量的百分之五十一，才可以稱為全麥或全穀食品。

大家在選購時，可以多多仔細留意產品包裝上的成分說明。

眞全麥還是假全麥？

之前曾爆發過「假全麥麵包事件」，麵包的原料不是用全穀類的小麥磨碎，而是在白麵粉裡增加少數小麥麵粉的麩皮，或是加一點焦糖、黑糖，讓顏色比較深，使消費者誤以為是全麥麵包，事實上，吃進肚子裡的營養有很大的差別！

精製後的白麵粉只有澱粉和少許的蛋白質，缺乏麩皮所含的維生素、礦物質及膳食纖維，也缺乏胚芽當中很重要的維生素 B 群、E、礦物質，以及好的飽和脂肪酸。

精製麵粉和白米飯類似，較容易保存、不易腐壞，所以有些麵包店用整顆小麥打碎的全麥麵粉。我自己親身操作過，使用超過百分之三十以上的全麥麵粉製成的麵包，吃起來的口感比較不好。歐式麵包會被貼上健康標籤，主要就是因為含糖量較低，多數低於百分之二十，甚至有的不用油和糖，如法國麵包，是用比較健康的堅果來搭配。

烘焙食物隱藏著高油、高糖的危險，有的商家在烘焙麵包時甚至會用氫化過的反式脂肪，例如酥油、人造奶油，由於成本低、容易保存又不易腐壞，而經常被用到。

不過，現在已有越來越多人注意到反式脂肪對心血管的危害，世界各國也紛紛開始禁用。我們在選用烘焙食品時，要留意拒絕人造油脂製品，也要多多挑選用天然奶油或天然植物油製作的好麵包。

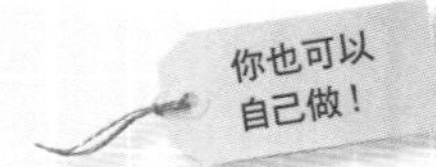

天然酵母 DIY

材料：

新鮮葡萄乾 200g、水 400g、糖或蜂蜜 10g

做法：

1. 將新鮮葡萄乾、水、糖或蜂蜜混合搖勻以後，放入用熱水燙過、消毒的乾淨玻璃罐內，蓋上瓶蓋，放在 25℃且乾燥通風的環境，每天搖一搖，約過四至七天就會產生很多氣泡，這就是酵母菌開始在發酵，聞起來略帶一點淡淡的酒味。大量氣泡產生後，酒味會慢慢消失，這時候，天然酵母就培養成功了。

2. 發酵完成的酵母水，可以和麵粉以一：一的比例混合揉成麵糰，在 25℃的環境下發酵兩天，麵糰會發酵成兩倍大，就成了實用的天然酵母麵種。

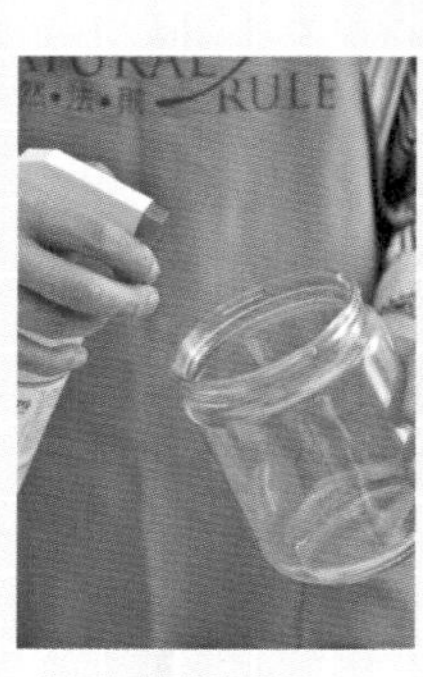

●先用酒精消毒瓶子。

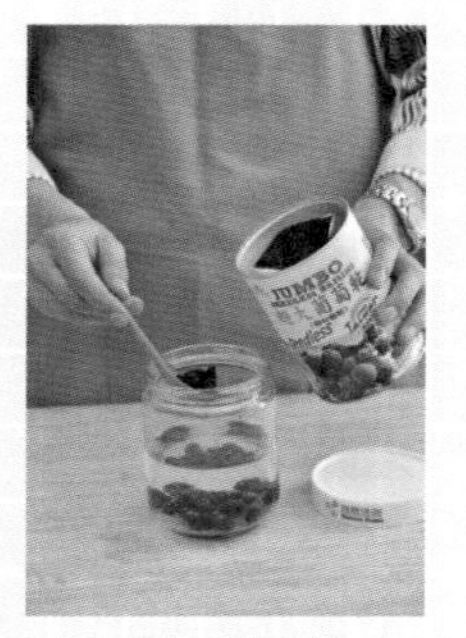

●在水中加入葡萄乾並混合搖勻。

王老師的小叮嚀：

天然蔬果如新鮮蘋果或葡萄，也可以用來製成天然酵母，但葡萄乾是最方便的。有興趣的人可以嘗試用不同的蔬果來製作天然酵母，會產生不同的風味。

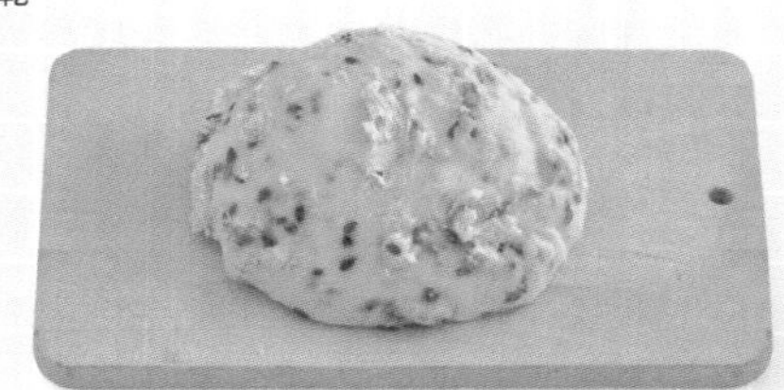

●實用的天然酵母麵種。

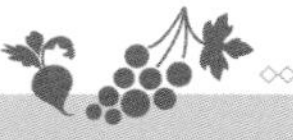

天然酵母成爲健康寵兒

聰明挑選酵素食品

近年來，天然產品成為一股新的消費趨勢。許多強調賣天然酵母麵包的烘焙坊，即使價格不便宜，仍然令消費者趨之若鶩，門庭若市。

天然酵母並不是昂貴的東西，而是人們透過蔬菜、水果及穀類做介質，把空氣中的酵母引來，將它培養成麵包的酵母種。天然酵母發酵時間非常長，不過好處是會產生不同的風味。

自一八六〇年代之後，商業酵母菌被大量生產，做法是把酵母菌種分離、培養，再大量繁殖，就是我們常聽到的「新鮮濕酵母」或「速發乾酵母」，取代了人們自古以來使用的天然酵母，成了烘焙業的主流。

商業酵母菌的好處是屬於單一菌種，容易產生二氧化碳，所以能夠使麵糰快速發酵、增加體積，品質也比較好控制，大約 一、二個小時就可完成，大大增加了生產效率及降低成本。

然而，商業酵母菌與天然酵母還是有差別。有些人覺得吃天然酵母製成的麵包比較不容易脹氣、胃酸，差別就是由於商業酵母菌是快速發酵，為了預防菌種老化，經常會加入其他添加劑；還有，發酵時間一般來說較短，若再加上烘焙時間不足，便會造成麵包風味不足，也影響到腸胃消化的作用。

有經驗的麵點師傅會懂得培養天然酵母，方法是用小麥粉或大麥、燕麥等其他穀類，加上水的不同比例混合，在 26℃左右發酵大約三至七天，產生酸麵種，就是所謂的「老麵」。

除了老麵，也可以將果實培養成天然酵母，方法很簡單，自己在家就可以動手做。另外，也有一種天然酵母是酒製成的，利用蒸熟的米飯做為原料，在 27℃的環境發酵約十三天，就能完成「酒種」。

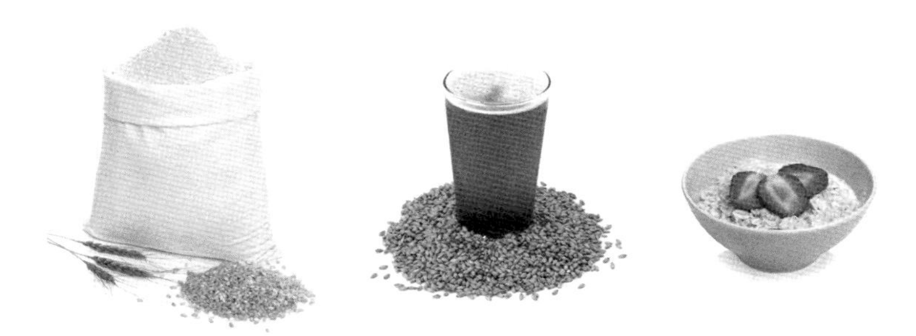

●小麥、大麥、燕麥等麥類的用途很廣，不但能用來做成烘焙天然酵母麵包的「老麵」，還可以釀成大麥啤酒、當早餐的燕麥粥等食物。

天然酵母的風味獨特

酵母是複合的微生物，不是只有單一菌種，發酵時除了產生氣體，還會產生其他益生菌，例如乳酸菌，這時候就會作用在醣類，產生乳酸、醋酸等獨特風味，以此製成的麵包，吃起來帶著淡淡的酸味。

一般麵包講求製造效率、發酵時間過短，以致酵素分解的作用不夠。外觀也許看不出來，但手一壓，麵包會扁掉，很容易老化，所以廠商添加了乳化劑、防腐劑等人工添加劑，容易對身體造成負擔。

天然酵母做出來的麵包因為含有醋酸菌，所以帶有淡淡的酸味，較有彈性，手一壓就會彈回來，表皮也有一定的脆度，十分可口。

現在市面上有很多麵包機可以縮短製作時間，再加上自己 DIY 的天然酵母菌種，在四、五個小時內，就可以做出天然健康的吐司或麵包了，真的很方便。

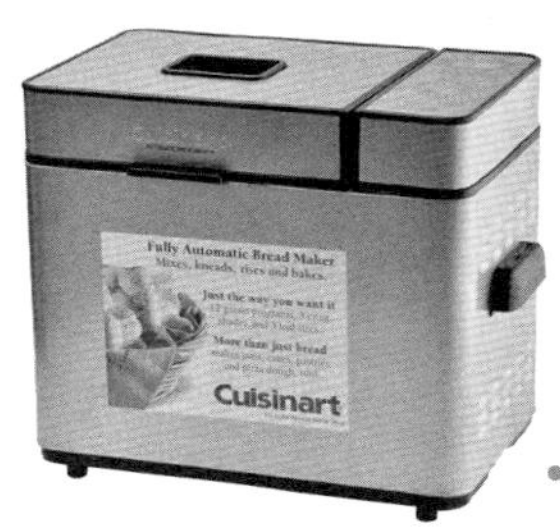

●麵包機在使用上很方便。

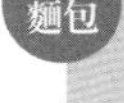

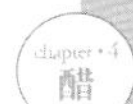

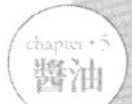

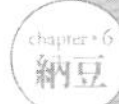

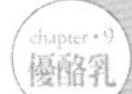

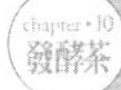

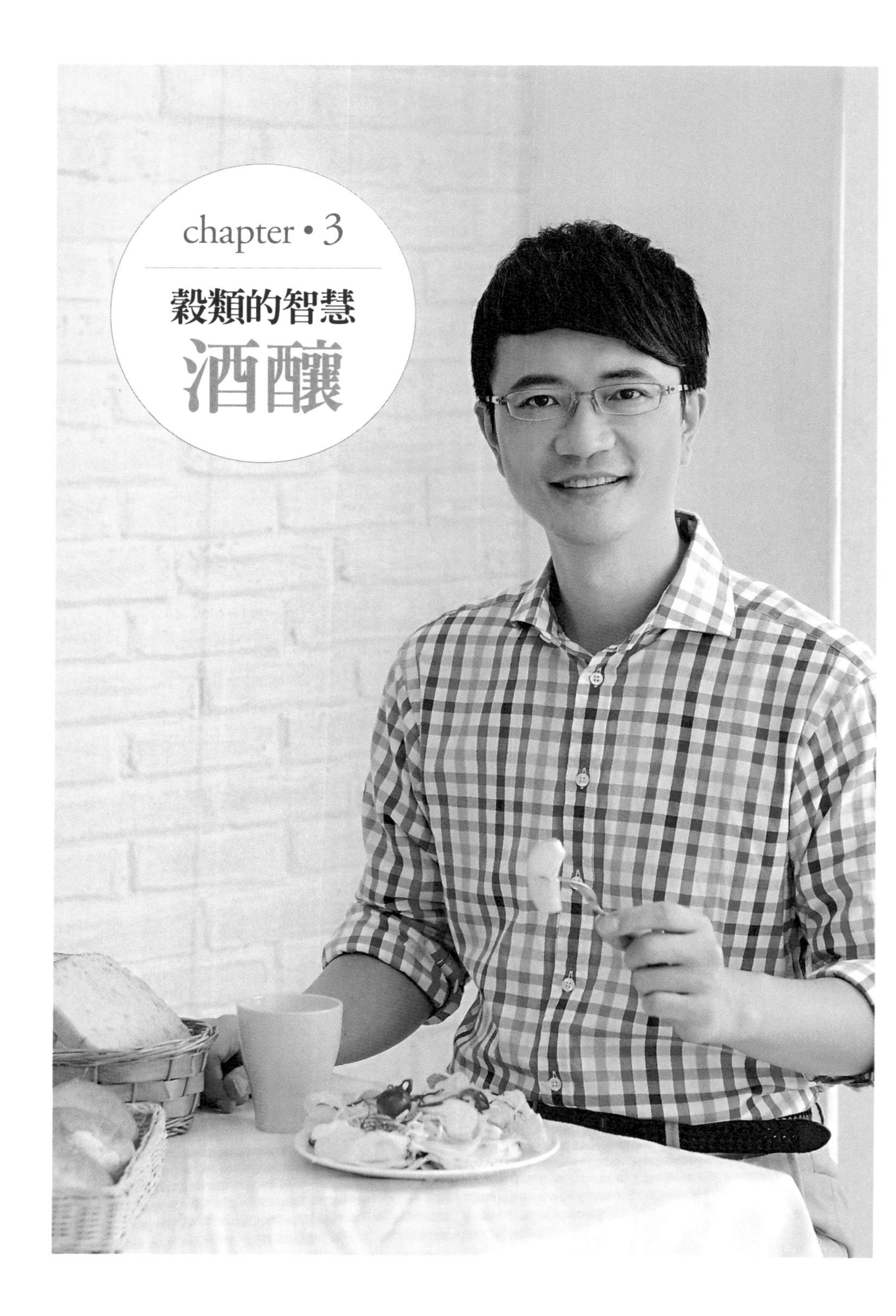
chapter • 3
穀類的智慧
酒釀

穀類發酵食物變化多

穀類食物是我們生活中不可缺少的主食，一般都是直接烹調，但是利用不同的米麴、麥麴、豆麴與酵母菌去發酵，就可以變化出新的發酵食物。

例如：將一般米飯或糯米飯加入酵母菌、酒麴或米麴，經過第一階段的發酵、糖化作用，可發酵成為酒釀、糟酒、甜酒、甜酒釀；若再經過第二階段發酵，甜酒釀接觸到空氣會產生醋酸反應，可以變成米醋。

酒釀在發酵成為米醋的過程中會產生一些醋酸，將其過濾出來的清澄液體，就是我們熟知的「味醂」，它是很好的調味品，可以去腥提鮮。經過醋酸菌發酵的酒釀若再進一步地發酵，就會變為我們常喝的酒。

穀類的一連串發酵過程，會產生不同的發酵食物：

穀類蒸熟之後，加入麴菌，產生糖化、酒精化作用
→變成甜酒釀、酒釀或味醂
→再慢慢加入酵母菌，會將糖轉化成酒精，成為酒
→再經過醋酸反應發酵的過程，就會成為醋

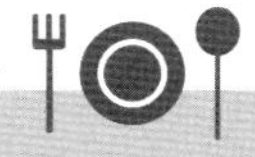

酒釀對人體好處多

從酒醪到酒釀

自古以來，酒釀一直是深受許多人喜愛的發酵食物。

酒釀又稱為醪糟、甜白酒，是廣泛流傳於中國各地的傳統小吃。在《說文解字》中寫道：「古者儀狄作酒醪，禹嘗之而美，遂疏儀狄。」其中的酒醪，就是類似酒釀的食品。

在古代醫書《綱目拾遺》則有提到酒釀的功能：「佐藥發痘漿，行血益髓脈，生津濃」，以及「味甘辛、性溫」。

酒釀營養高

酒釀是溫熱的食物，含有葡萄糖、有機酸、維生素B群，可以生津活血，並有少量酒精可促進血液循環，具有增進食欲、促進消化的功能，也可以幫助孕婦利水消腫、哺乳期的產婦通乳汁。但是酒釀的熱量比較高，所以食用量要適當。

酒釀的簡單做法，是糯米加入酒麴或酒藥發酵而成。至於酒釀的釀造成分則會隨著發酵的進度而產生變化。在成熟的酒釀中，水分占了百分之五十，酒精占百分之二，粗蛋白質占百分之三點七，糖占了百分之二十八，另外，還有一些酸性有機揮發物質約占百分之零點三，成分非常豐富。

自然的綜合維他命飲料

酒釀在日本也很受歡迎，很多日本人談到的酒釀就是一種甜酒，是日本人自江戶時代以來就很重視的一種活力飲料。過去，新年去神社拜拜時，日本人會在參拜隊伍中喝一點酒釀做為暖身的飲料。夏天炎熱時也會喝一杯冰涼的甜酒釀，清涼消暑又能補充體力。老人家或體弱多病者，也可以用來緩解夏季熱病的不適。

麴菌在米或糯米當中繁殖時，會產生大量的維生素 B_1、B_2、B_6，及維生素Ａ群、生物素、泛酸……等維持人體健康不可缺少的維生素，這些維生素因為發酵的關係，形成小分子化，容易被人體吸收，甚至吸收率可高達百分之八、九十以上，是化學維生素所無法相比擬的，因此，被稱為「自然的綜合維他命飲料」。

酒釀發酵之後，含有非常多的氨基酸，人體很容易

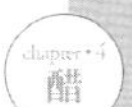

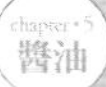

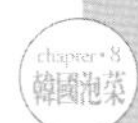

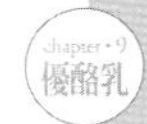

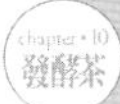

吸收利用。另外，在麴菌發酵的酒釀中，有豐富的Oligo寡糖、食物纖維，有助改善體內的腸道環境，因此，近年來日本人也在積極研究酒釀對美容的功效。

早餐一杯甜酒釀，活力一整天

早餐吃發酵食物有助身體消化、吸收，我很建議大家若沒有時間吃早餐，可以來一杯甜酒釀，讓腦部迅速獲得所需的養分，補充一天的活力。

現代人的飲食習慣偏甜，肥胖者越來越多，在推廣健康飲食的過程中，我經常呼籲大家要多用天然的蜂蜜、楓糖來代替精製的砂糖，而甜酒釀也是一個提供自然甜味的選擇。用甜酒釀自製簡單的料理做為點心、消夜，健康又可口，例如：冬天時可以煮一碗溫熱的甜酒釀，再加點薑汁，有助於改善手腳冰冷的體質；夏天則可將冰涼的甜酒釀加入天然果汁、檸檬汁或蜂蜜，喝起來十分爽口。

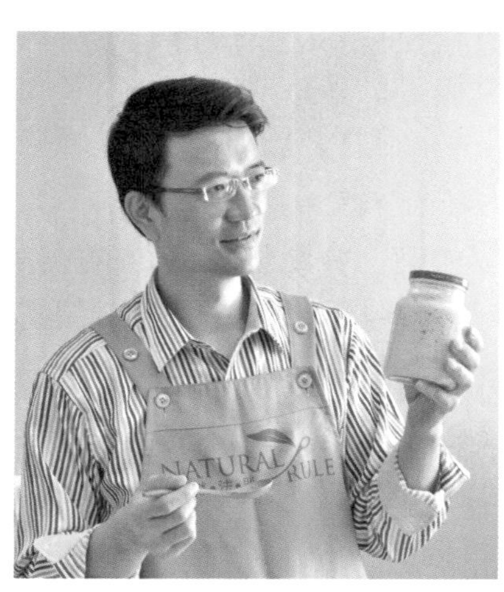

●酒釀只是穀類一連串發酵過程的第一步，

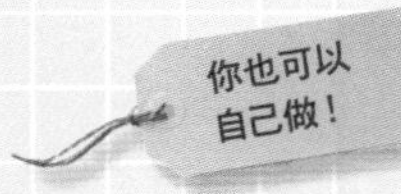

酒釀 DIY

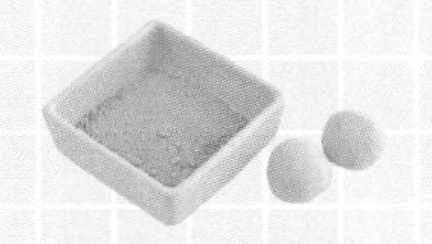

●酒麴（乾酵母）。

材料：

白糯米、黑糯米或紅糯米 1kg、酒麴 15g、水 500c.c.

做法：

1. 將糯米洗乾淨，用一般煮米的方式煮熟或隔水蒸熟。
2. 將熟糯米飯攤開放涼。
3. 把酒麴磨成細粉並溶入水中。等糯米飯降溫至 40℃左右，把酒麴液與糯米飯攪拌均勻。
4. 將定溫電鍋設定為 35 至 40℃，把攪拌均勻的酒麴糯米飯放入鍋內（若不是定溫電鍋，則把鍋子放在溫度較高的地方）。
5. 經過二十四小時，甜酒釀就會慢慢跑出來，此時就可以盛起食用。吃不完的甜酒釀可裝進乾淨的玻璃瓶內，放入冰箱冷藏備用。

王老師的小叮嚀：

在做酒釀時，所使用的器具一定要乾淨，不可以有油漬，最好是用熱水清洗消毒、曬乾後使用。也不要用手直接碰觸糯米，建議戴上手套較衛生。
做好的酒釀有香甜的味道，除了直接吃之外，加一點冰塊、水果丁，就是香甜的水果甜酒，或是加熱後，打個蛋花、湯圓或雞蛋。
酒釀也可以做為泡菜或醃醬菜的配料，調整食物的風味，成為甜味添加劑。此外，蒸魚時適量加一點酒釀，口味也很不錯。

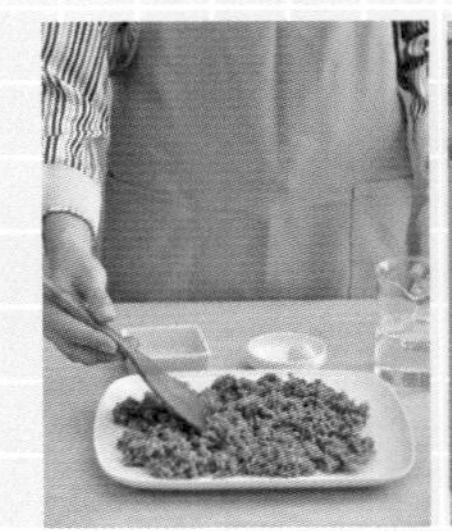

●將熟糯米飯攤開放涼。

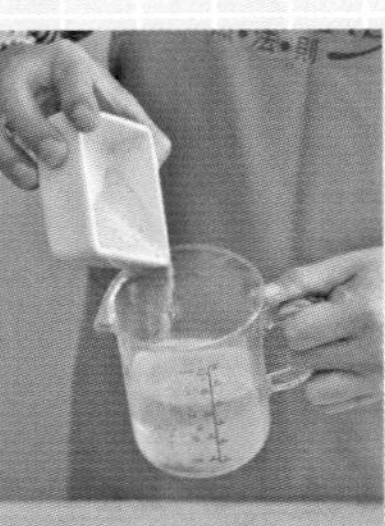

●把酒麴磨成細粉並溶入水中。等糯米飯降溫至40℃左右，把酒麴液與糯米飯攪拌均勻。

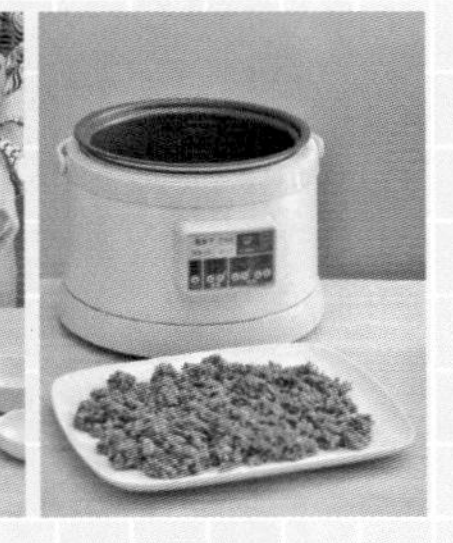

●將定溫電鍋設定為 35 至 40℃。

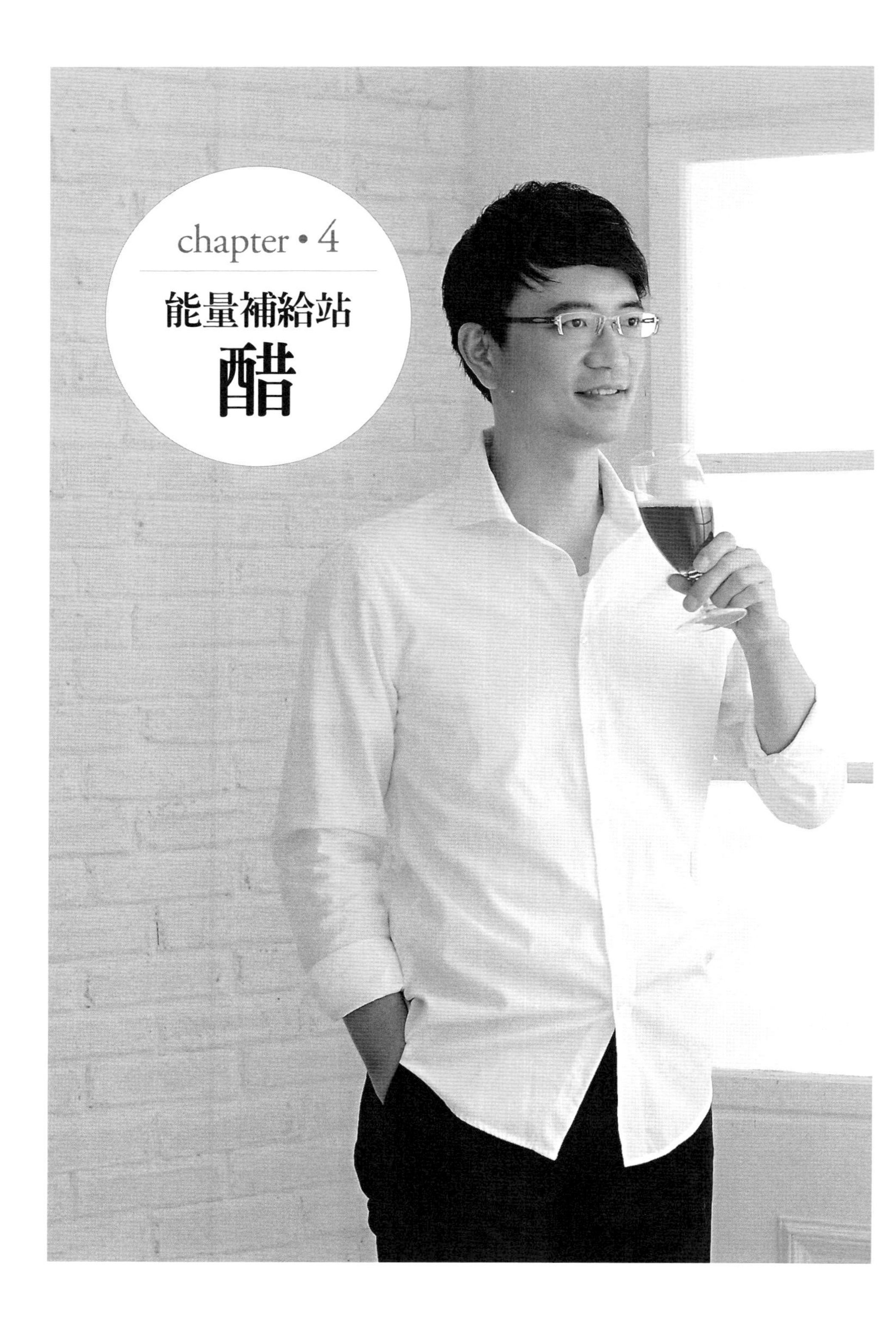

chapter • 4

能量補給站 醋

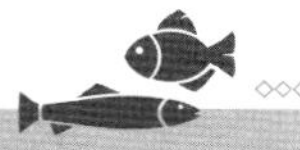

醋能提供身體能量

天然的健康處方

在南宋古籍《夢粱錄》中提到：「人家每日不可或缺者，柴、米、油、鹽、酒、醬、醋、茶」，稱為開門八件事。到了元朝之後，演變成今日我們常聽到的開門七件事：柴、米、油、鹽、醬、醋、茶。

醋、醬、酒和茶都與發酵有重要的關係。在古巴比倫帝國就有使用醋的紀錄，古羅馬時期也有用醋來預防病毒感染的記載，據說埃及豔后也服用醋來養顏美容。

醋在中國發源很早，大約從三千多年前的商周時期就已經開始製作食用醋了。

在中國古老的醫方《五十二病方》中，將醋做為醫病之用，書中記載疝氣、皮膚癬、灼傷、痔瘡等疾病的十七個處方都用醋。

李時珍的《本草備要》也記載了醋的用處：「醋酸散瘀解毒，下氣消食，開胃氣，散水氣，治心腹血氣疼，產後血暈，症結痰癖，黃疸痛腫，口舌生瘡，損傷積血。」

在醫食同源的概念下，醋已不再只是廚房裡的調味品，而進一步成為對健康很有幫助的處方。

改善身體的代謝情況

一九五三年，英國科學家克雷布斯（Hans Adolf Krebs）博士提出「克氏循環」理論（也稱作「檸檬酸循環」理論），獲得諾貝爾生物醫學獎。

根據克氏循環理論，我們所攝取的澱粉和糖分都會轉化成血糖，脂肪則轉化成脂肪酸，而肉類和豆類的蛋白質將轉化成二十多種氨基酸。這些營養素都必須在進入檸檬酸循環前，代謝成活性醋酸（乙酸）的形式，再進入檸檬酸循環裡，這些營養素將會被轉化成叫做「三磷酸腺苷」（ATP）的能量，以供身體使用。

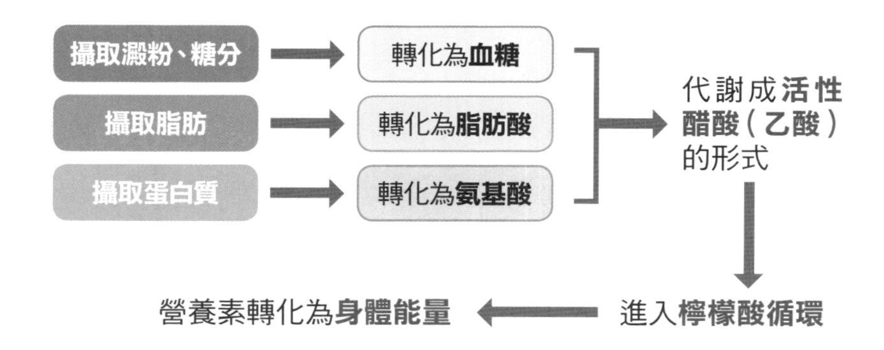

當身體感到疲累或飲食不當的時候，克氏循環無法正常運作，使得營養分子無法有效燃燒，這些不完全燃燒的殘餘物將會在遇上氫離子時被分解成乳酸，然後轉化成丙酮痠。

當乳酸不斷地累積時，我們將會感覺到肌肉疼痛、神經疼痛和出現昏睡現象；而在血液裡所累積的乳酸將會形成酸性體質，也是引起慢性病的禍首。此時，如果增加有機酸的供應，把檸檬酸循環調整順暢，就可以改善新陳代謝的問題。

許多慢性病與代謝有很大的關係，而醋可以發揮改善功效，包括幫助血液清澈、細胞活化，以及預防發炎、抵抗細菌侵害，並且避免心血管疾病上身等。

喝純釀造醋有益健康

天然釀造醋沒有保存期限

二〇〇三年的 SARS 事件，讓人們回想起歷史上用醋來處理瘟疫、消毒殺菌、強身保健的文獻記載，使得對於「好醋」的需求大增。

近年來，喝醋在亞洲國家漸漸流行，含醋飲品也蔚為一股風潮。選購時要注意的是，未經高溫加熱的純天然釀造醋才是好醋，因為它沒有被破壞掉發酵過程中產生的酵素與維生素。

天然釀造醋可以殺菌，且沒有保存期限，有考古學家甚至在挖掘古文物時，挖出一整甕完好如初、沒有壞掉的醋。

從亞洲到歐美，各有不同原料

1. 亞洲：

醋不只是調味品，還具有保健功效，可以幫助改善過敏、氣喘、腸胃不適的問題，保持血液酸鹼性，增加鈣的吸收，好處非常多。台灣人喝醋有幾十年歷史，主要受到日本文化影響，而以五穀雜糧中的米、麥、高粱、玉米為主要原料來發酵成穀物醋。

日本自古以來有許多民間偏方都跟醋有關，例如日本醋飯、醋泡魚、沙拉，將醋入菜有殺菌、排毒的功能、防止食物變質。此外，醋還可以分解體內脂肪，對於控制肥胖也有一定的功效。

2. 歐洲和美洲：

在歐洲，像法國、義大利、西班牙這些大量出產葡萄酒的國家，則以葡萄為主要原料來製成紅葡萄醋、葡萄酒醋。在美國、英國、北歐等以麥芽生產威士忌的地區，通常生產麥芽類的醋。

醋可維持身體的酸鹼性

維持身體的酸鹼性對健康來說非常重要，平時不妨多吃能幫助身體保持鹼性的食物，發酵醋便是鹼性食物之一，可以維持血液的酸鹼平衡。

有許多相關的研究發現，醋會提供身體非常多的鹼性灰、陽離子、鉀離子等礦物鹽鹼性離子，對於改善體質有正面的幫助。

醋對於皮膚和新陳代謝也是非常好的，鹼性體質的人比較不容易吸收紫外線，造成黑色素沉澱。此外，醋可以保護蔬果中的維生素 C 不流失，並促進人體對於食物所含鈣質的吸收，所以老一輩的人在熬煮魚湯或大骨湯時，常會加入一點醋。

醋也會適度刺激胃酸的分泌，促進吸收鐵質。對於食欲較差的人或是患有慢性病的長輩，在煮菜時加一點醋或將食物沾著醋吃，可以增加胃液分泌，幫助食物消化，增進食欲。

有機糙米醋 DIY

照片提供●感謝康健生機有限公司

材料：

有機糙米 5kg、酒麴 40g、10 公升過濾乾淨的冷開水

做法：

1. 將有機糙米洗乾淨，泡水約一小時，再加入 1 至 1.2 倍的水，把糙米飯煮熟。

2. 準備陶甕做為發酵桶，用水、酒精消毒後曬乾，讓它完全不殘留任何水分。

3. 煮熟的有機糙米飯攤開放涼到 35 至 40℃，將酒麴與糙米飯拌勻後，放入陶甕。

4. 維持陶甕當中的發酵溫度，在 25 至 35℃左右。

5. 因為第一階段糖化、酒精化反應不需要氧氣，因此把陶甕缸口蓋住，不必通風。

6. 經過三天之後，糙米飯會出水，此時糖度約 30 度左右。再加入 10 公升乾淨的水攪拌均勻，進行第二階段醋酸的發酵。

7. 第二階段，利用醋酸菌發酵。第四至七天用紗布封住陶甕缸口，預防灰塵及外物落入；並且置放於天然乾淨的環境，避免人或動、植物干擾，以免影響發酵品質。

8. 早晚開啟陶甕缸口攪拌一次，第七天時，把封口完全密封。當酒精濃度在百分之四至五度時，醋酸菌會蓬勃地發酵，慢慢產生醋酸；將它放在陶甕裡，靜置於 25 至 30℃的環境中，熟成至少三個月。若要釀造陳年醋，則可以放置一年，口感更溫順好喝。

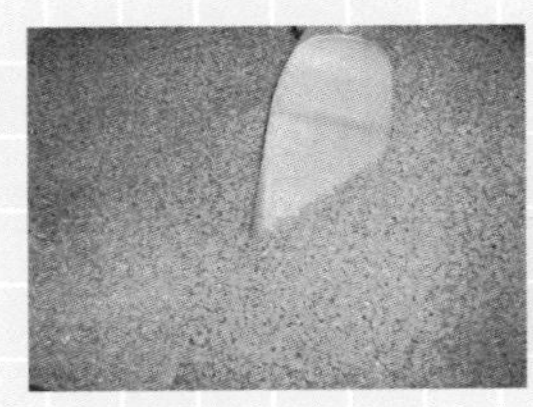

●淘選優質米。

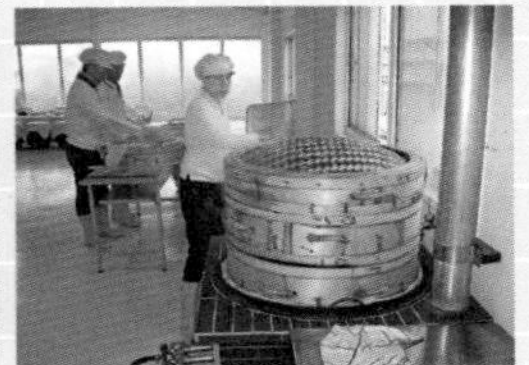

●將有機糙米蒸煮熟。

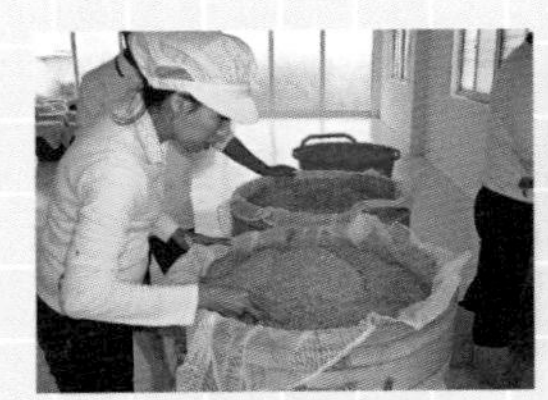

●進行第一階段的糖化作用。

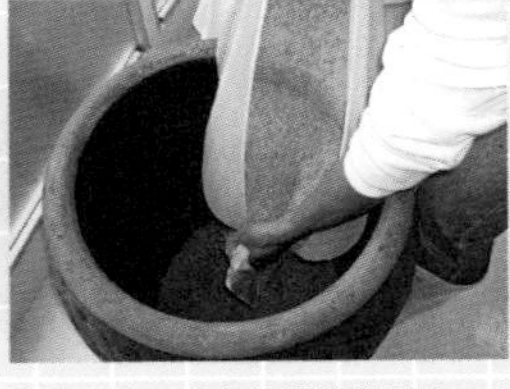

●進行第二階段的醋酸發酵作用，裝甕熟成三個月。

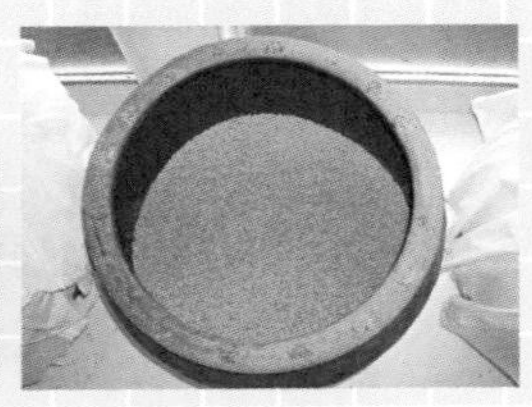

●此為熟成三個月的情形。

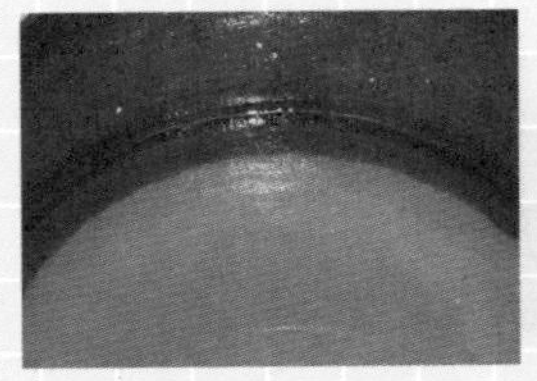

●靜置陶甕八個月。

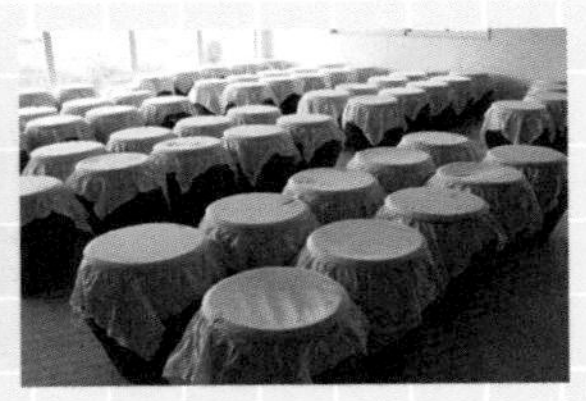

●此為靜置陶甕的情形。

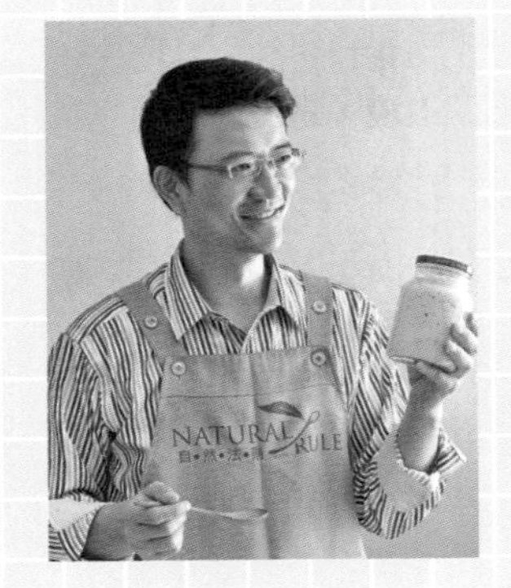

王老師的小叮嚀：

在第二階段發酵時，酒精濃度很高，此時若進行蒸餾，可以提煉出米酒。

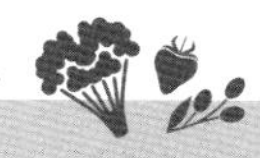

醋的五大重要成分

1. 醋酸：在醋當中，對人體最重要、含量最高的就是醋酸，不僅是有機酸的主要成分，也是醋的酸味主要來源。醋酸能夠轉換成檸檬酸，是驅動身體進行「克式循環」（檸檬酸循環）的重要關鍵。

2. 有機酸：醋的第二個重要成分，就是包括乳酸、鉀酸、蘋果酸，檸檬酸……等在內，十幾種以上的豐富有機酸。有機酸可以讓醋的口味更香醇，這是化學醋所做不到的。

3. 氨基酸：醋的另一個重要成分是氨基酸，十八種游離氨基酸都在其中。氨基酸是食物經過發酵後，原料中的蛋白質分解，或自體溶解後的主要蛋白質成分，更是身體細胞組織及新陳代謝，合成各種酵素的重要組成物質。跟有機酸一樣，氨基酸會使醋形成天然的風味跟氣味。

4. 酵素：醋富含酵素，也可以說「醋是窮人的酵素」。

5. 醇類：醇類是食物發酵過程中，微生物代謝的產物。醇會與有機酸反應而產生脂類；脂類是醋的特殊香味成分，也是維持人體活力的來源之一。

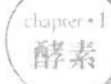

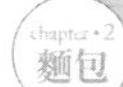

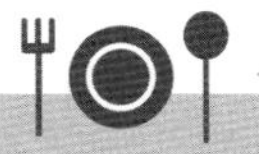

醋的種類多樣化

醋因製成方法和原料的不同，可以分為釀造醋、水果醋、合成醋和混合醋等四種，雖然味道相近，但各有不同的健康功效。

釀造醋

釀造醋是以天然食材製成，幾乎所有的食材都可以製成醋，最常見的是穀物、水果類，經過酒麴、醋酸菌等天然的微生物發酵，而釀造成天然的發酵醋。

東方人最常使用穀物來釀造成醋。將白米、糙米、高粱、糯米、麥等穀類蒸熟後，加入麴菌，造成糖化液之後，再加入一些酒精發酵即可完成。

穀物醋當中，有很多食材可以使用，不妨自己試著做做看。

水果醋

各種水果都可以釀造成醋，可直接用水果或果汁，經過醋酸菌發酵而成。

台灣常見的有葡萄醋、蘋果醋、梅子醋等。在歐洲最常見的食用醋則是紅葡萄醋、葡萄酒醋，有的以葡萄榨取出來的殘渣加水發酵，有的用果汁或原料發酵而成，因為葡萄中有酒石酸的成分。

坊間有很多人用梅子、葡萄、蘋果，或是當季盛產的水果，也都可以釀成天然的水果醋。

歷史悠久的義大利巴薩米克醋

我個人在烹調上最愛用義大利 Modena 地區出產的巴薩米克醋（Balsamico），它是用久煮而濃縮的葡萄汁進行陳年發酵，有非常濃郁的香味。外國人品醋就像品酒一樣，一瓶 100c.c. 的好醋可能就要好幾千塊台幣，價值不菲。

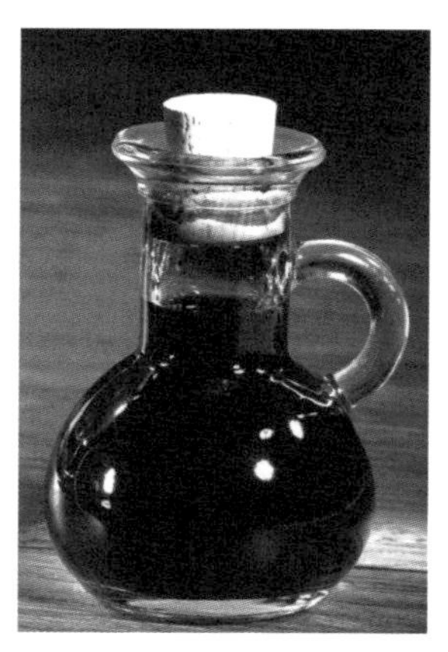

●醋是越陳越香，例如陳年葡萄酒醋「巴薩米克醋」，入口無比香醇，但絕不刺鼻。

巴薩米克醋是歐洲最經典的水果醋之一，對義大利 Modena 地區的人來說，釀製巴薩米克醋是非常重要的傳統，類似中國人在女兒出生時釀造女兒紅的習俗，等待日後做為女兒的嫁妝。

我曾收藏超過三十年的巴薩米克醋，最好的巴薩米克醋，市面上不一定買得到，很多都收藏在家族的閣樓裡面，等待哪一天和新娘一起進入夫家。

義大利 Modena 地區釀造巴薩米克醋已有超過幾百年的歷史，特殊的釀造技術也代代相傳。因為市場的需求，它們訂下了嚴格的標準，製造廠不得自行裝瓶，一律由公會裝瓶、獲得標章，擁有義大利國家級的認證。就像陳年威士忌酒一樣，從醋的原料、葡萄品種、壓榨過程、釀造木桶的木材樹種都十分重視，好的醋需要幾十年的熟成才可能誕生。

合成醋

合成醋是用石油合成的冰醋酸為原料，加水稀釋到濃度百分之三至四左右，再加入人工添加物、香精、色素、香料和有機酸等調味而成，因而只含有少許醋酸，並沒有酵素或其他特殊的營養成分。因為製成時間比較短，有嗆鼻的刺激性。

混合醋

坊間最常見到的是混合醋，以天然醋與合成醋混合而成，多以中低價位販售。在日本，對於食用醋有重要的規範及要求，食用醋要有百分之六十以上的天然釀造醋成分，而料理用的混合醋則只需要百分之四十以上的天然釀造醋，所以都非常平價。

在台灣做料理常用的烏醋也多為混合醋。不過近年來，由於養生觀念廣被重視，大家對醋也越來越講究，不少廠商推出了百分之百的純釀造烏醋。

浸泡醋

一般而言，販售價位較高、需要加水食用的水果醋，多數是浸泡醋。浸泡醋是一般人比較容易做的，可以用基本的穀類醋當「基底醋」，像糙米醋、糯米醋、高粱醋等，再泡入各式各樣水果，將醋與水果以二：一的比例浸泡，釀成水果醋。

另外，也可以利用草本植物來釀造草本植物醋，植物的葉、根、花都可以適度浸泡。例如用醋來泡四物就成了四物醋，牛蒡泡在醋裡是牛蒡醋，黑豆則可浸泡成黑豆醋，還有洛神花、桂花也都可泡成醋。葉片類的香草也可製成醋，如香茅、薄荷、迷迭香和薰衣草，都可以泡成草本植物醋。

浸泡醋建議至少泡四十五天，越陳釀，味道就越濃。若經過三個月左右的浸泡，風味更香醇。

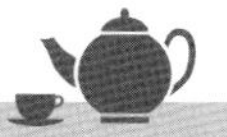

五個原則選好醋

醋是烹調食物的常見調味料，也有人把醋當成健康食品來喝，市面上還有販售濃縮的醋精。那麼，要如何挑選好醋呢？我們可以針對釀造醋和合成醋，透過五個原則來選購。

從顏色判別好醋

釀造醋比較渾濁，合成醋清澈乾淨。

醋在發酵後顏色會越陳越深，挑選上要特別留意。

很多人以為醋應該和水一樣清澈，才比較衛生，其實不然。陳年釀造醋會隨著不同的原料和不同的發酵時間，而產生不同色澤，有的可能是米色，有的會是咖啡色，甚至琥珀色。醋當中若產生懸浮物或沉澱物，都屬於正常現象，不用太過擔心，反而是太清澈的，很可能是品質較不好的合成醋。

從味道判別好醋

釀造醋自然香醇，合成醋味嗆刺鼻。

醋的酸度約為百分之四至六度左右，合成後的混合醋為了達到酸度，會增加醋酸，於是會產生比較酸嗆刺鼻的味道。若是純天然發酵的醋，會有天然、清爽的芳香及酸味，而不會刺鼻。

從口感判別好醋

釀造醋溫和好入喉，合成醋酸辣難入口。

陳年釀造醋是越久越香醇。歐洲經典的巴薩米克醋從五年、十幾年到幾十年都有，我喝過超過三十年以上的，就像我們吃的烏梅膏或濃稠的蜂蜜一樣，酸味淡淡的，非常清香，好入喉又不刺鼻。

從泡沫判別好醋

釀造醋泡沫細緻、不易消散，合成醋泡沫顆粒大、易消散。

釀造醋因為發酵而產生氨基酸，若將醋搖一搖，會出現大量的細緻泡沫。好的醋沫泡越多，越不容易消散。品質不好的合成醋，如果搖一搖之後，會發現泡沫顆粒比較大，一下子就消散了。

從吸引果蠅判別好醋

釀造醋容易引來果蠅，合成醋連果蠅都不愛。

果蠅非常敏感，若是純天然釀造醋，很容易吸引果蠅。大家可以試試倒一點醋到小杯子裡，如果是合成醋，聰明的果蠅會分辨這是化學製品，而不是天然的東西。

好醋的五大辨別方法

辨別重點	釀造醋	合成醋
顏色	比較渾濁	清澈乾淨
味道	自然香醇	味嗆刺鼻
口感	溫和好入喉	酸辣難入口
泡沫	泡沫細緻，不易消散	泡沫顆粒大，易消散
吸引果蠅	因天然而容易吸引果蠅	化學製品，果蠅不碰

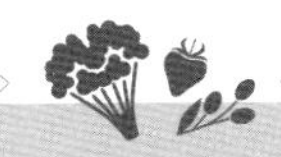

並非每個人都適合喝醋

醋的好處多多，但使用上仍有需注意的地方。若有急性腸胃炎、胃潰瘍等腸胃狀況不好的人，要特別注意食用的時間及份量。

有的人經常胃痛，可以透過醋來自我檢測是否因胃酸過多或過少造成。首先，準備一湯匙約 20 到 30c.c.、無甜味的天然釀造醋，在空腹時不稀釋，直接喝下。接著判斷一下胃的感覺，如果胃痛因此消失，表示胃酸分泌過少；若喝了以後胃痛更劇烈，表示胃酸過多，要更注意調整飲食狀況。

如果已有腸胃炎或胃潰瘍等異常情況，就不宜空腹喝醋，最好在飯後過半小時再飲用，濃度也不宜太高，將醋和水以一：十的比例稀釋後再喝，例如將 30 公克的醋稀釋成 300c.c.，才不會過度刺激胃和黏膜。

腎臟有問題的人，體內對於酸和鉀離子的代謝功能會下降，一天建議不要喝超過 10 公克的醋，而在飲用時，可用 100c.c. 以上的水稀釋 10 公克的醋。

另外，很多人對醋有一個誤解，認為喉嚨被魚刺刺到的話，可以用醋來軟化魚刺，其實這是非常不容易的，而且若飲用大量的醋，很容易刺激食道黏膜，反而會引起感染發炎！建議大家若不小心誤吞魚刺時，要盡速就醫。

有些人認為醋可以軟化角質，因此用醋來泡香港腳，事實上，腳上有潰爛型水泡時，泡醋反而會有感染的問題，關於這點也要特別注意。

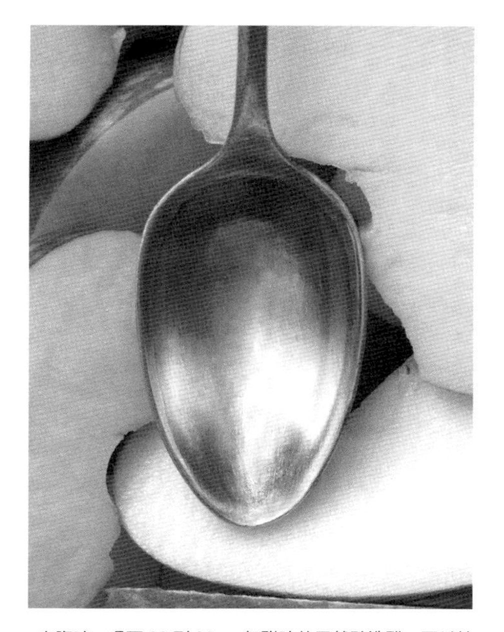

●空腹時，喝下 20 到 30c.c. 無甜味的天然釀造醋，可以檢測你的胃酸分泌是否正常。

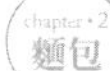

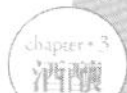

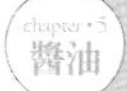

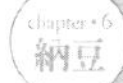

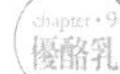

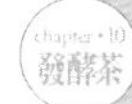

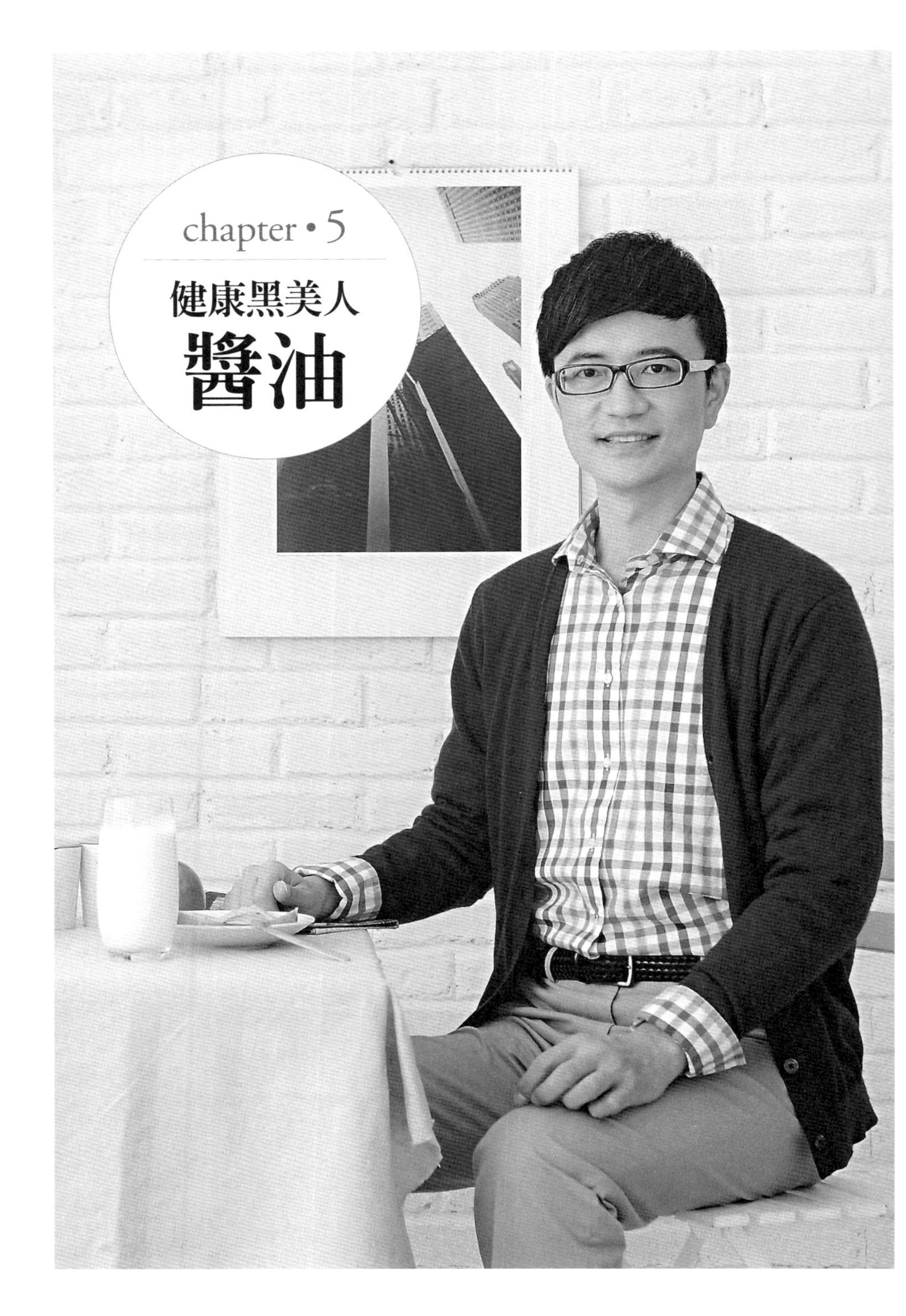

chapter • 5

健康黑美人 醬油

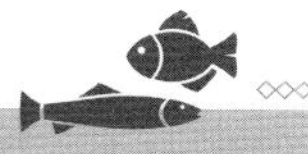

從醬到醬油的多元化演變

從「醬」到「醬油」

在中國菜的料理過程中，調味是成就美味佳餚的重要關鍵。宋代《清異錄》中提到：「醬，八珍主人也。」意思是醬油是八種美味的關鍵。假如沒有醬油，人們的飲食就沒什麼味道了。醬油的歷史可追溯到三千多年前，根據《周禮》的記載，早在周朝就有釀造醬油的實例。

後漢劉熙在《釋名》中說：「醬者，將也。能制食物之毒，如將之平暴惡也。」意思是醬油就像帶兵的將領，可以防止食物的弊害，不只可以將食物調味，還有抑制細菌生長的作用。

從中國飲食的歷史中我們可發現，醬油的前身就是「醬」。周朝是以珍貴肉類、魚類發酵而成，有點類似現今東南亞以魚肉製成的魚露。到了唐朝才轉為以麥類、豆類釀造的豆醬類食物。

唐朝以前，醬只有皇帝或在特殊儀式中才會使用，而從宋朝開始流傳到民間，到了清代，在民間已經普遍被使用了。至於台灣，根據文獻記載，一九〇一年在新竹東門由日本人創立的「林木醬油釀造所」，是台灣最早以營利為目的的醬油釀造工廠。

一百多年來，醬油的口味不斷推陳出新，有醬油、蔭油、壺底油、生抽、老抽、減鹽醬油、醬油膏、濃口、淡口、海鮮、香菇……等等，種類多元化。

日式醬油和中式醬油的差異

中國是醬油的發源地，後來經由僧侶傳到了日本，如今在日本已有將近五百年的歷史，也開發出各種不同口味的特色醬油，與中式醬油之間有兩大不同：

1. 中式醬油以大豆、黃豆為主要的發酵原料，日本則是以等量的大豆混合小麥，成為豆麥醬油。

2. 中式醬油含氮量、黏稠度比較高，甚至會加入蔗糖，呈現深褐色；日式醬油含氮量、黏稠度較低，呈現淺褐色。

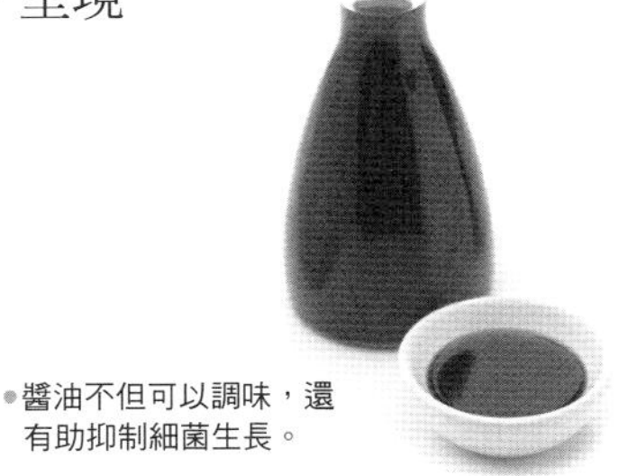

●醬油不但可以調味，還有助抑制細菌生長。

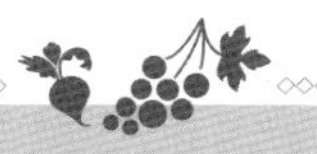

醬油的三大製造方法

由於醬油種類繁多，台灣經濟部標準檢驗局公布了醬油的標準，以製造方法而分為基本三大類：純釀造法、速釀法、混合法。

純釀造法

以純黃豆或純黑豆為原料，與小麥、米等穀類蒸煮後，加入醬油麴菌，糖化後再注入食鹽水，使其發酵並熟成。在熟成過程中利用微生物發酵，產生各種氨基酸。

純釀造法相當費力、耗人工又耗時間，但是成品具有獨特的風味。

純釀造法是最天然的傳統醬油製法

中式的傳統醬油釀造方式為：以完整的大豆為原料，蒸煮之後，與少量麵粉充分混合，倒入竹籃中，在室溫中進行製麴的工作。種麴來自天然的菌株，與大豆、麵粉進行發酵。

醬油中的鮮味來自豆類、麥類發酵產生的氨基酸。由於豆類含有豐富的蛋白質，所以在釀製過程中，米麴菌會釋放出蛋白酶，把蛋白質消化成氨基酸，供麴菌吸收使用；然而，釀造的特殊環境使麴菌無法大量繁殖，因此大部分氨基酸會留在醬油之中，成為醬油鮮味的來源。

純釀造醬油的特殊芳香味則是靠其他微生物的作用，例如:酒香來自於酒精，酒精則來自酵母在缺氧的環境下，把糖氧化成酒精而成。而醬油會有鹹味，是因為加入鹽巴來抑制腐敗的微生物，才能保持其品質。

台灣醬油的生產歷史，可追溯到一六六一年鄭成功來台時，引進以黑豆做為發酵原料的做法；而以黃豆釀製的做法則是在日本統治時期，於一八九五年引進。目前在台灣，便有黑豆、黃豆這兩種製法，黃豆為大宗，約占百分之九十，黑豆使用量約百分之十，成為台灣獨特的醬油製品。

速釀法

也稱為「化學分解法」或「新式釀造法」，是用植物性蛋白質，以鹽酸水分解所得的胺基酸液發酵熟成所得。速釀法只要短短幾天，最省時、成本最低，但缺點是沒有特殊香氣及甘甜味。

混合法

將速釀的化學醬油加純釀醬油所製成，省去純釀造法發酵需花費數個月的日曬期，並補強速釀法容易香氣不足的部分。

傳統純釀造法的發酵方式，讓醬油的香氣非常複雜，有多達三百種發酵化合物。混合法可以兼顧風味及縮短時間，也可以降低成本，目前市面上，傳統純釀造的醬油約占百分之二十五，速釀法占百分之五，絕大部分則為混合法的製品，占了百分之七十以上，由此可知，一般市售醬油多為混合醬油。市面上醬油的價格與品質良莠不齊，真的是一分錢一分貨。

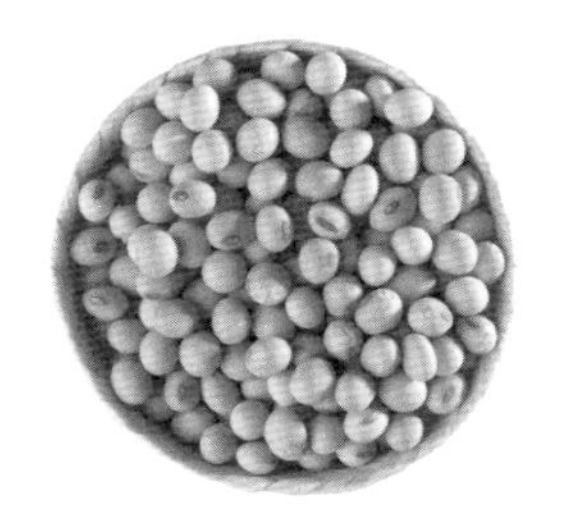

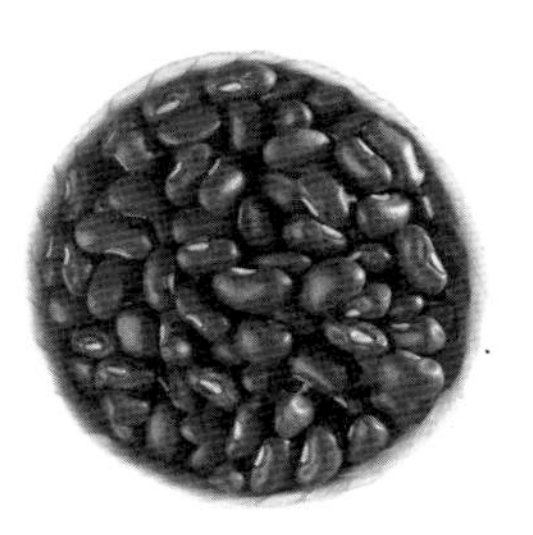

●黃豆和黑豆是醬油的兩大製作原料。

現代醬油可分為六大類

醬油以原料及特性來區分，可分為以下六大類：

一般醬油、黑豆醬油、醬油膏、生醬油、薄鹽醬油、淡色醬油。

其中，使用率最高的是一般醬油；黑豆醬油則為台灣特產，以中南部使用最多。

各家醬油廠商的製作方法大同小異，在後製加工上則有不同配方、添加不同的香料及成分，讓消費者有了更多的選擇。

一般醬油

醬油是以大豆、脫脂大豆、黑豆、小麥和米等穀類為原料製成，利用食鹽的防腐性，經過微生物發酵過程，將原料轉變成各類胺基酸、醇類、脂類、有機酸等所製成。

目前大多數工廠基於成本考量，多半使用脫脂大豆做為原料，價格比黃豆便宜，蛋白質含量又比黃豆高出百分之二十，去除脂肪之後，可提高氮的溶解利用率，縮短釀造成熟的時間。

一般大豆含油量高達百分之二十，可提煉成植物油；脫脂完之後的大豆粕仍殘留少量的油脂，經由微生物作用會分解成甘油和脂肪酸，而脂肪酸與醬油成分中的乙醇反應之後產生的甘油，是醬油很好的甘味來源。為了符合醬油的品質、產量與成本，現在多半用脫脂大豆粕來製造一般醬油。

黑豆醬油

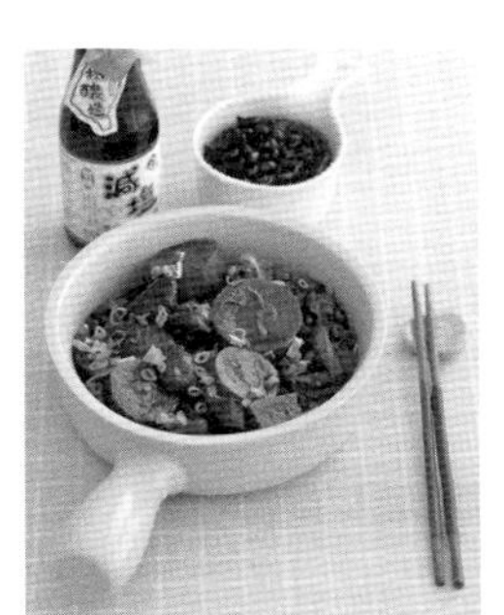
●黑豆醬油滷蘿蔔。

以黑豆為主要原料，小麥、米、穀類為副原料，經蒸煮或以其他方法處理，並經培養麴菌製成的「醬油麴」，這種依傳統釀造法製成的醬油便稱為「黑豆醬油」。

黑豆醬油是台灣的特色醬油，又稱為「蔭油」，有特殊的風味。黑豆在民間有「豆中之王」的稱號，含有豐富的花青素、植化素，營養價值高，具養生功效。

黑豆和黃豆、大豆雖然都是豆類，蛋白質含量都差不多，但黑豆當中的特殊醇類及乳酸含量較高，所以與黃豆、大豆醬油相比，以黑豆釀成的醬油別有一番風味。

醬油膏

凡在醬油中添加黏稠劑，黏度於25℃時達250cps以上者，稱為醬油膏，包括蔭油膏、壺底油都屬於這一類。

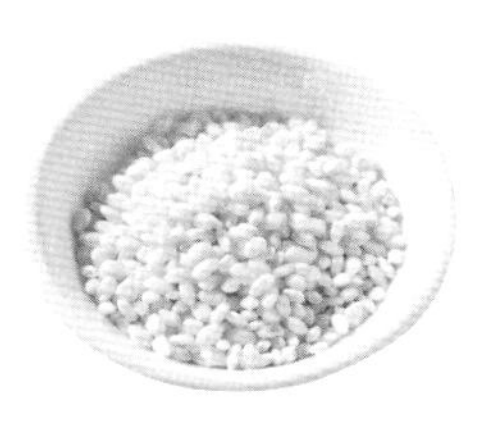

●糯米磨成粉便是最佳天然黏稠劑。

黏稠劑的成分也有分為天然和化學的，其中，天然黏稠劑通常使用糯米粉來製造。

生醬油

指發酵熟成後的醬油醪，經壓榨所得、未經處理的液體。一般多為醬油廠家或餐廳購買後，再進行加工、調味等處理。生醬油無添加物，較為天然，但一般生醬油若沒有經過加工，消費者比較難接受其口味。

薄鹽醬油

依國家標準，薄鹽醬油的含鹽量須在百分之十二以下，目前已有廠商做到僅有百分之九左右的含鹽量。

現代人罹患心血管疾病的比例越來越高，鹽中的鈉離子對於心血管疾病患者會造成一定的危險，所以要降低鈉的攝取量。然而，醬油需要加入鹽來防腐，若鹽的含量降低，容易造成微生物在醬油裡的汙染及腐敗。

也因此，唯有鹽分低於百分之十二，且不得添加防腐劑的，才可以稱為「薄鹽醬油」。

淡色醬油

色度（Abs 555nm）小於 3.0（或標準色 19 以上）的醬油。

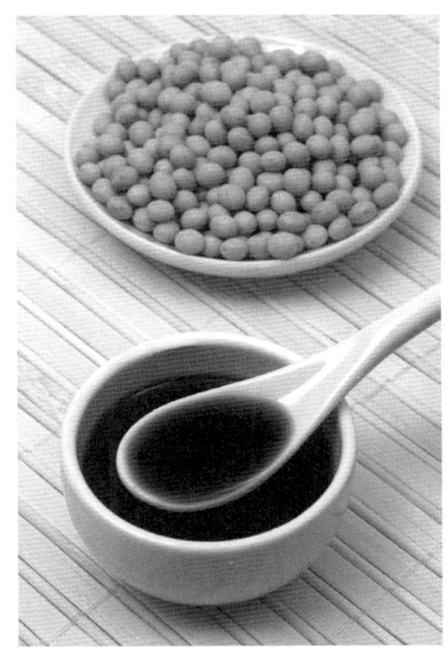

●從一開始近似魚露的「醬」，到現在以豆類為止的釀製方式，醬油也有許多不同的口味和種類。

chapter • 1 酵素
chapter • 2 麵包
chapter • 3 酒釀
chapter • 4 醋

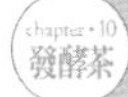

小心別買到化學醬油

選氣泡濃密不易破掉的醬油

在選購醬油時該如何判斷？

大多數人會以顏色、香氣或口味來做標準。在此提供一個簡單的分辨方法給大家參考：

真正的純釀造醬油是豆類經過長時間發酵而成，含氮量充足，所以將醬油瓶搖一搖，發現氣泡濃密而不容易破掉的，就可以考慮。

含氮量越高，品質越好

另外，經濟部標準檢驗局也規定了醬油的檢測標準值，就是以含氮量的多寡來做為品質差異的指標。

如前面所說，醬油的主要原料是富含蛋白質的豆類，發酵後產生的氮含量多寡，可以顯示原料中蛋白質含量的高低。因此，醬油中的含氮量越高，表示成分越純、營養越高。

在台灣，醬油依含氮量可分為甲、乙、丙三級：
甲級醬油為每100毫升，總氮量須在1.4公克以上。
乙級為總氮量須在1.1公克以上。
丙級為總氮量0.8公克以上。

日本的標準更嚴格

日本對醬油的分類則分為特級、上級和標準級三種，比台灣嚴格一些：特級醬油的每100毫升總氮量須在1.5公克以上；上級醬油總氮量須在1.36公克以上；標準級醬油總氮量須在1.2公克以上。

或許你會好奇，為何要以含氮量做為分級？因為化學醬油乃至更劣質的黑心醬油，多半是用人工添加物，以化學合成劑加上鹽、味精、焦糖調配製成，完全沒有使用天然原料，充其量只能說是提供有鹽味的有色調味液而已，根本稱不上是醬油。所以只有以含氮量當作檢測標準，才能夠保障我們的安全和健康。

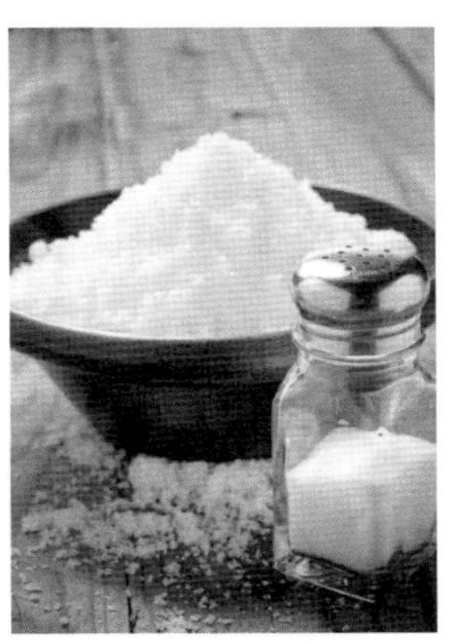

●有些醬油是以人工添加物加鹽、味精等合成的化學製品，千萬要小心分辨。

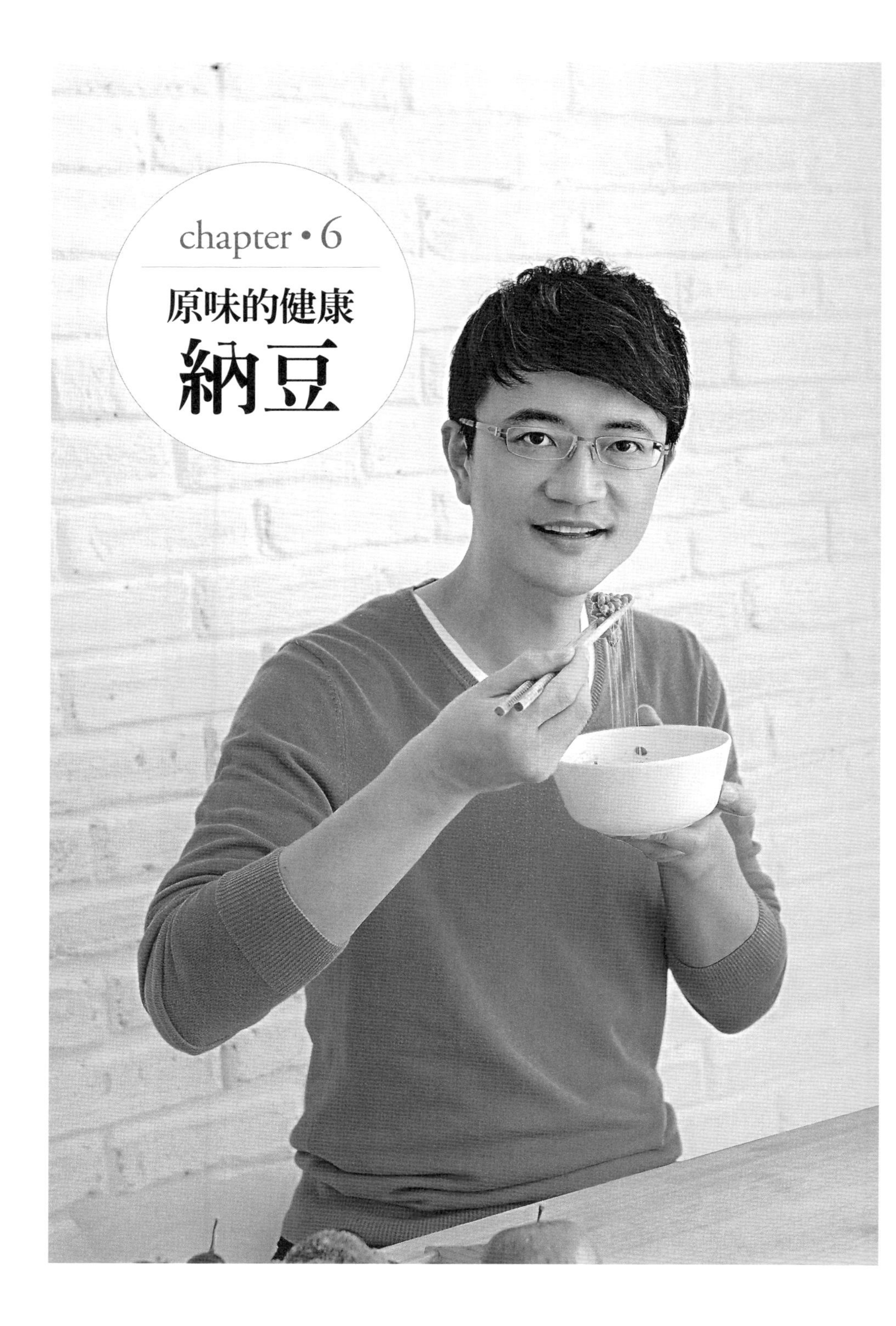

chapter • 6

原味的健康 納豆

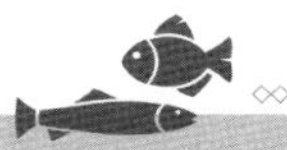

豆類發酵食品營養豐富

豆類發酵食物種類多

在東方傳統飲食當中，黃豆、大豆的使用比例很高。黃豆是全世界豆類當中生產量最多的，含有豐富的油脂、蛋白質，是全球糧食的重要來源。大豆的營養成分則非常豐富，包括蛋白質、醣類、不飽和脂肪酸等。由大豆製成的發酵食物種類非常多，包括醬油、味噌、豆腐乳、豆瓣醬和豆豉等，都是常見的大豆發酵食品。

此外，日本學者經由長期研究發現，大豆當中含有很多抗氧化物質，包括特殊的植化素，異化酮、皂素、植物固醇、胰蛋白、酵素抑制劑，還有微量的漂木酸、咖啡酸等，可以幫助預防心血管疾病、肥胖和癌症，對於降低膽固醇、增強免疫力也有一定的功效。

若將全脂大豆粉與精製大豆油一同放在 50℃的定溫環境下儲藏，不飽和脂肪酸含量占百分之二十的全脂大豆粉，看似會很容易油耗、壞掉，但其實不然；反而是精製大豆油產生過氧化物質約十四天，全脂大豆粉產生過氧化物質的時間則要一百一十天。

大豆發酵製品當中，可根據發酵的最終產物分為三種類型：酒精發酵、酸性發酵和鹼性發酵。其中，鹼性發酵食品有幾個特點：可以防腐、有特殊風味、增加營養價值且降低毒性。在亞洲與非洲國家，上千年前就已經發展出豐富的鹼性發酵食品;現代最常見的則有醬油、豆瓣醬、豆漿、豆腐和納豆等。大部分鹼性發酵食品的主要作用菌種是枯草桿菌，在發酵過程中，因酵素水解蛋白質而釋出氨，使得 PH 酸鹼值上升，讓食物偏向鹼性而成。

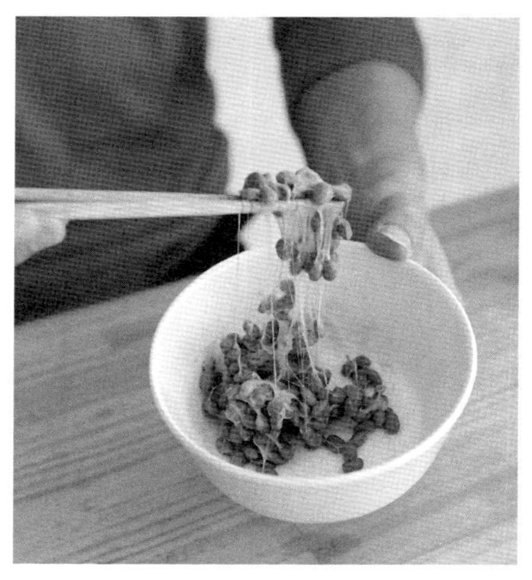

●納豆的營養價值甚至超越了大豆及其他豆類。

亞洲國家的經典豆類發酵食物

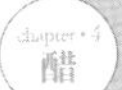

臭豆腐

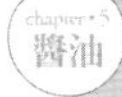

臭豆腐是流傳於整個華人圈的豆腐發酵製品，各地的製作方式、食用方法均有相當大的差異。

所謂的「臭豆腐」，其實可分為臭豆腐乾和臭豆腐乳兩類，都是相當流行的小吃。

臭豆腐乳屬於豆腐乳的一種，曾做為御膳小菜送往宮廷，受到慈禧太后的喜愛，親賜名御青方。

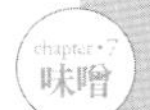

而臭豆腐乾，在台灣、上海、長沙和香港則是頗具代表性的小吃。

臭豆腐是非常具有本土特色的發酵食物。而就像許多歷史悠久的食物經現代科學家發掘有更多用途，如今在臭豆腐裡也發現了對腸道保健有好處的乳酸菌。陽明大學生化所在臭豆腐的滷汁中發現了新的乳酸菌，並且命名為「Chaodoufuii」，也就是臭豆腐的閩南語發音。

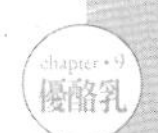

臭豆腐的做法

把原本無色無味的豆腐加入浸泡液，自然發酵。台灣傳統的浸泡液是把莧菜較老的部分，浸泡在洗米水中，放在常溫下發酵，產生臭豆腐的特殊氣味。不過，隨著地區和吃法的不同，製作方法及成品也大不相同。由於衛生安全的問題，現在有許多廠商以發酵菌接種的方式直接培養臭滷水，不但發酵的時間短，而且安全衛生，可以大量生產。

豆腐乳

豆腐乳又稱為**腐乳、南乳、醬豆腐、豆乳**，是一種把豆腐利用黴菌發酵、醃製，二次加工的豆製食品，也是華人常吃的小菜以及用於料理時的調味。

中國大陸及港澳、台灣、東南亞都有生產，但各不相同，大致比較如下：台灣的豆腐乳呈黃白色，口味細膩；北京的腐乳呈紅色，偏甜；四川的腐乳則比較辣。

豆腐乳的做法

將市場買來的硬豆腐洗淨後曬乾，將處理好的豆腐角放入瓶中，一層豆腐、一層豆豉、一層糖地排至八分滿，然後倒入米酒淹過豆腐。最後視個人口味，可酌量加進鳳梨或辣椒，將瓶蓋密封，不可曬太陽，放置三個月之後即可食用。

Kinema

這是中亞的尼泊爾、印度和孟加拉的經典發酵食物，也是當地人攝取蛋白質的主要來源，或做為調味料。

Kinema 的做法

將黃豆洗淨、蒸煮熟透之後壓碎，再加入火木灰，以香蕉葉包裹，在 25 到 35℃的環境中自然發酵一至二天，表面會覆蓋白色菌絲黏性物質即完成。

食用方法：將新鮮 kinema 油煎後，拌入蔬菜做成咖哩，再搭配米飯一起吃。

Thua nao

泰國北部有個很著名的黃豆發酵食品「thua nao」，在當地常被做為發酵魚的代替品。

Thua nao 的做法

將黃豆洗淨、煮熟後，放入鋪了香蕉葉的竹籃內，在室溫中發酵三至四天；發酵完成後，表面會有一層拉絲

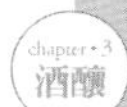

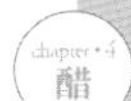

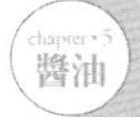

的無色物質，有氨的味道。將其調味後搗成糊狀，再用香蕉葉包裹後蒸煮或烘烤，就成了傳統的泰國北部食物。

天貝

在東南亞的印尼及馬來西亞，「天貝」是最具代表性的發酵食物之一，以酒麴菌為主要發酵菌種，外觀類似年糕狀，在表面附有白色菌絲，有淡淡的堅果香味。

天貝的做法

將去殼的大豆用水煮三十分鐘，煮熟後把表面完全瀝乾，再將之前發酵過的一小片天貝當作菌種，用香蕉葉包裹，在 30 到 35℃的室溫中，發酵一至二天就可以完成。

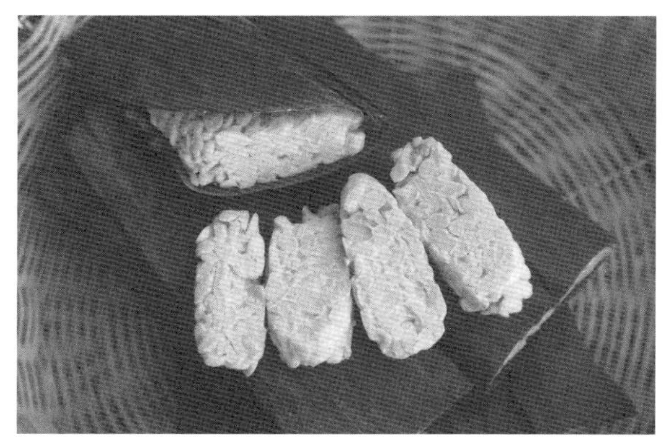

●印尼和馬來西亞的代表性發酵食物「天貝」。

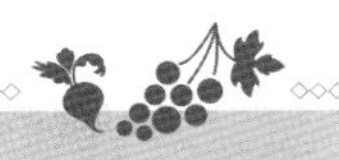

納豆歷史悠久

亞洲國家心血管疾病、慢性病的患者比例非常高，而在大豆發酵食物中，納豆對預防心血管疾病很有幫助。

根據歷史記載，中國唐代高僧鑒真和尚遠渡日本傳經時，攜帶甜豆豉三十石，這種甜豆豉很可能是日本納豆的前身。

蒸熟後的納豆，接觸麴菌發酵成為麴豆，再用鹽水浸泡、熟成後乾燥保存，就可以吃了。這種做法，在古代日本的寺院被僧侶們廣為使用，所以納豆也叫做「寺納豆」，是古代僧侶攝取蛋白質的重要來源。

納豆在日本的傳統做法，是將黃豆泡水之後蒸熟，用編織好的稻草包裹起來（稻草要先浸在 100℃的熱水中殺菌消毒，再曬乾使用），並保持在 40℃左右的溫度，放置二十四小時，稻草上面的枯草桿菌（即納豆菌）就會開始發酵，讓黃豆產生黏稠的絲狀物。

納豆的製成階段：
浸泡黃豆→蒸煮→接種→發酵→熟成。

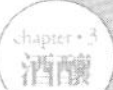

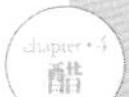

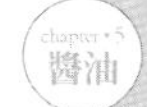

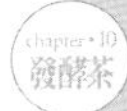

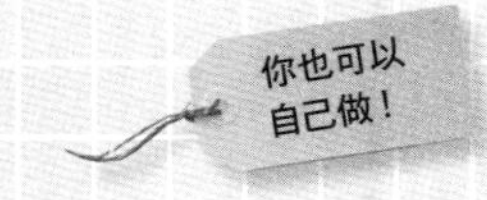

納豆 DIY

●納豆菌粉。

材料：

品質優良的黃豆 600g（建議挑選小一點的黃豆，吸水率較好，可減少蒸煮的時間）、水 2400c.c.、納豆 1 盒或納豆菌粉 1 包

做法：

1. 將黃豆泡水八至十二小時（泡水量至少要超過黃豆的四倍以上），保持室溫 25℃，中間換水一次。

2. 泡好水之後，把黃豆蒸熟，建議蒸煮至少三十分鐘（也不可過度蒸煮，以免產生苦味），最佳的狀態是蒸煮到用手可以輕輕捏碎。

3. 黃豆蒸熟後，加入納豆或納豆菌粉攪拌均勻，最適合的溫度為 40℃，約二小時後就會開始發酵。

4. 準備一個可以保溫的電鍋，設定在 40℃左右，使其發酵，十八至二十四小時後即大功告成。

5. 將做好的納豆加以攪拌，牽絲越多，表示品質越好，產生的納豆激酶含量也越多。可分為一小盒、一小盒放在冷凍庫，最少可存放六個月，再分次、分量食用或做料理。

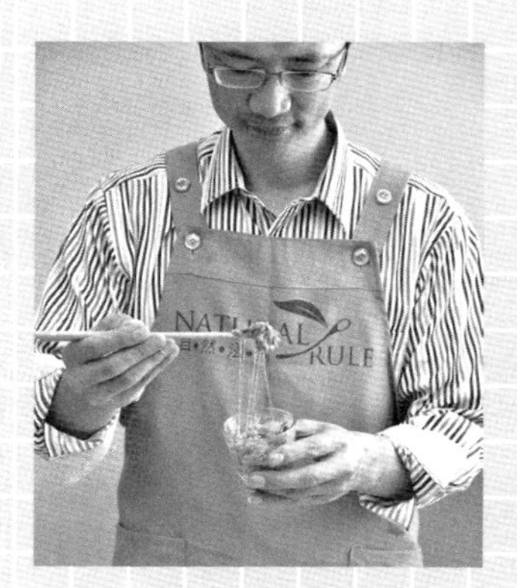

●將做好的納豆加以攪拌，牽絲越多，表示品質越好

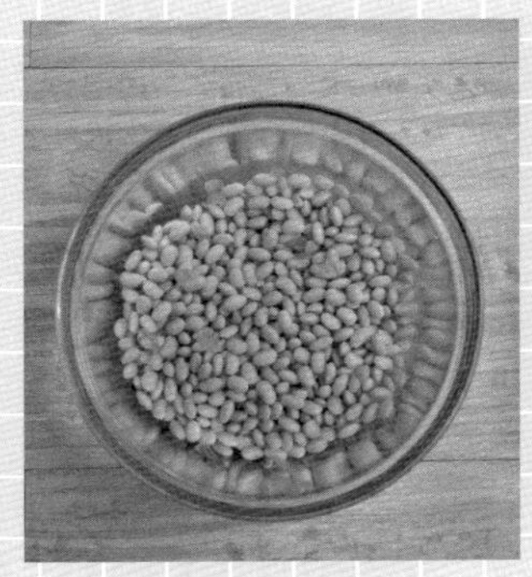

●黃豆泡水八至十二小時。

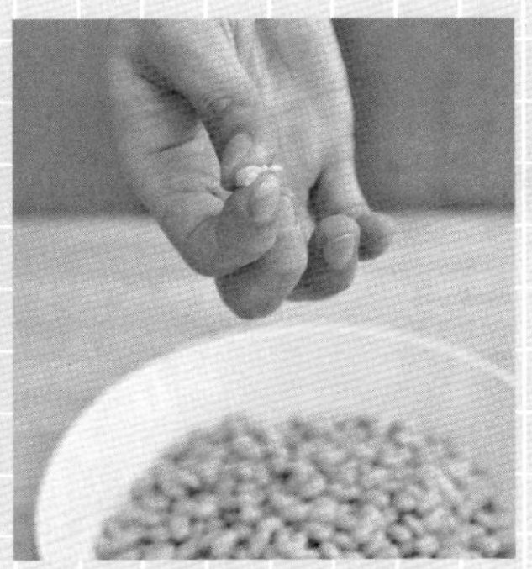

●黃豆要蒸熟到用手可以輕輕捏碎。

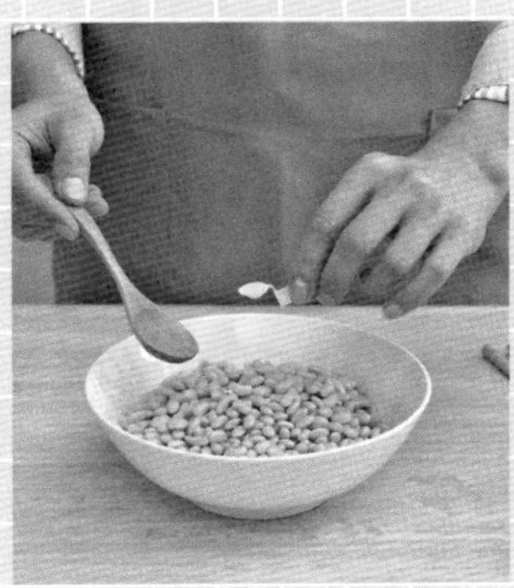

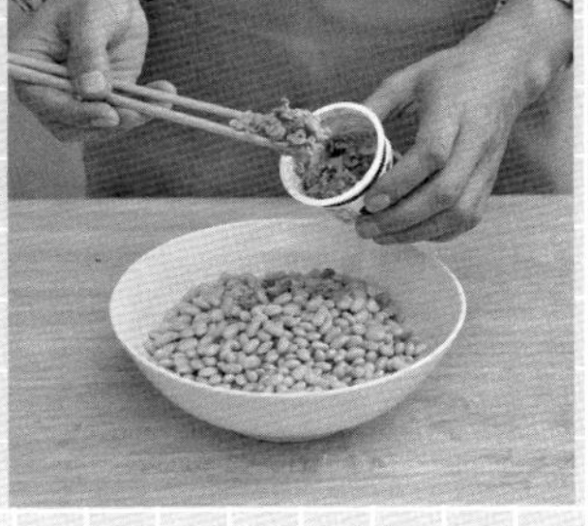

●可以加入納豆菌粉或納豆。

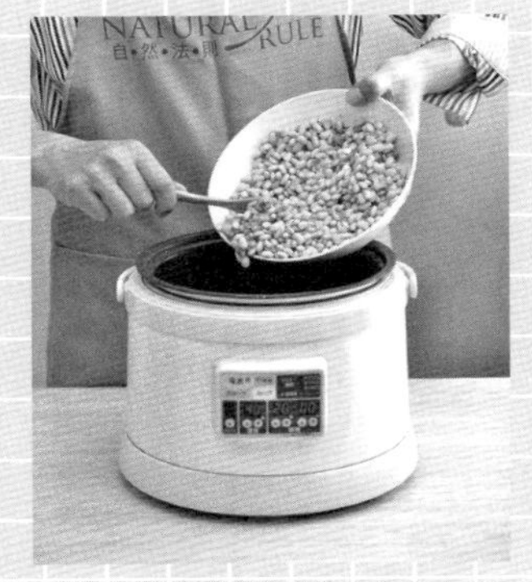

●將定溫電鍋設定為40℃左右。

王老師的小叮嚀：

1. 納豆菌可以耐高溫（100℃可保存至少二十分鐘，90℃至少三十分鐘），不易被高溫破壞活性或殺死，因此實際在製作時有個小訣竅：納豆菌在和黃豆接種時，溫度可以提高到 80 至 85℃，也就是黃豆蒸熟後只需要稍微放涼，就可以直接加入納豆菌了。因為納豆菌的孢子具有很強的耐熱性，短暫的高溫可以促使休眠狀態的孢子發芽。
2. 在家 DIY 做納豆並不難，除了使用黃豆，用青仁、黑豆、豌豆、蓮子和四季豆，也都可以做成納豆製品。

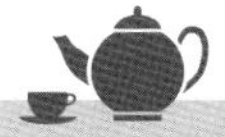

納豆有八大好處

吃納豆的好處很多，由於納豆含有豐富的營養物質，例如：納豆激酶、大豆異黃酮、大豆卵磷脂、維生素Ｂ群、維生素Ｅ、維生素Ｋ2、蛋白酶、澱粉酶、必需氨基酸等，營養價值甚至超越了大豆及其他豆類！

提供豐富的營養

營養豐富的大豆本身是很難消化的，如果維持原始豆類狀態進入體內，消化吸收率大約只有百分之六十到七十。然而，若經過蒸煮、加入納豆菌發酵成納豆再吃的話，人體消化吸收率可以提高到百分之九十！

納豆菌具有強力的蛋白酵素分解作用，可促進大豆組織的分解，將大豆異黃酮轉換成游離型異黃酮，更有利於人體吸收。納豆也能夠維持消化道機能的健康，功效不輸給乳酸菌，可抑制腸內腐敗菌及病原菌的滋生。

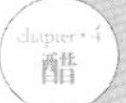

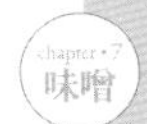
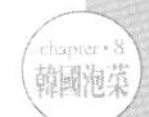

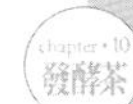

預防心血管疾病

納豆中所含的納豆激酶有溶解血栓的功用，可以改善中風、心肌梗塞等心血管疾病，並且預防因腦內小血管阻塞引起的老年痴呆症。

心血管疾病與腦部栓塞有很重要的關係。在人體的血液循環系統中，若微血管破裂受損，在正常情況下，血小板會產生凝血因子來調控，避免體內血流不止；但是隨著身體的代謝環境不正常、年紀老化等因素，容易造成血液栓塞，加上自體產生的血栓溶解酵素不足，很容易形成血塊，嚴重的還會演變成動脈硬化！

納豆中含有天然血纖維蛋白的溶解酶及豐富的溶解血栓成分，叫做「納豆激酶」，是一九八八年日籍的須見洋行博士在美國芝加哥大學研究發現的。經由實驗，他發現納豆的黏稠性質跟血栓黏質非常相似，因為血栓的成分就是纖維蛋白，而納豆則是發酵豆類的蛋白質所產生的。

須見博士做了很多實驗，證實了納豆對血栓的溶解速度不比藥物差。實驗中也發現，單獨吃豆類沒有溶解血栓的功效，一定要吃發酵過後的納豆才有效果。

降低膽固醇及三酸甘油脂

國內外已有許多研究報告證實，黃豆類製品有降低血液中膽固醇的功效。美國食品藥物管理局在一九九九年便建議民眾每天攝取 25 公克的大豆蛋白，有助於降低罹患心臟病的風險。

納豆含有豐富的生理活性物質，包含卵磷脂、大豆蛋白、皂苷、異黃酮……等，臨床已證實，食用納豆後的總膽固醇會下降百分之十，好的高密度脂蛋白膽固醇則會上升百分之二・四。

預防骨質疏鬆

納豆當中含有維生素 K_2、游離性大豆異黃酮，可提升人體對於鈣質的吸收，降低鈣質流失的比例。

有美白功效

大家都知道許多水果中有蛋白質、分解酶，例如：鳳梨、木瓜、奇異果等，對於去除皮膚角質層有相當不錯的效果。在納豆裡也有類似的成分，就是豐富的維生素 B 群，尤其是維生素 B_2。人體若缺乏維生素 B_2，容易產生頭皮屑、皮膚乾裂、容易掉髮、疲勞、口角發炎等狀態，補充維生素 B 可以促進血液循環，使臉色紅潤，皮膚的代謝更好。而若將經由納豆菌發酵後的納豆與蒸煮過的大豆相比，納豆的維生素 B_2含量提高了十倍。

納豆中含有豐富的抗氧化成分，除了維生素外，還具有高抗氧化性的活性物質「游離性異黃酮」、SOD（Super oxide dismutase，超氧化物岐化酶），所以多吃納豆可提升身體的抗氧化能力。

保護腦細胞

納豆中有豐富的卵磷脂，卵磷脂裡的膽鹼可做為神經傳導物質，預防老年痴呆、退化。此外，卵磷脂也有乳化的功能，可以去除血管壁上堆積過多的脂肪及膽固醇，促進血液循環，並且有助於控制血壓。

改善腸胃道疾病

納豆含有豐富的膳食纖維及納豆菌，可抑制病原菌，改善便秘、促進腸胃蠕動，因而對於預防痔瘡、大腸癌、直腸癌均有幫助。

納豆料理簡易又美味

納豆有一個特殊的味道，有些人很愛，有些人敬而遠之。其實只要適度的料理，就可以用其他的食材掩蓋掉納豆的味道。做蛋料理時，在煎蛋、炒蛋中加入納豆，或是煮湯時加入納豆，就成了簡單又營養的美味佳餚。

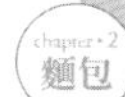

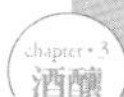

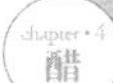

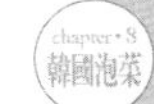

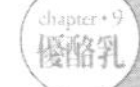

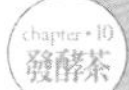

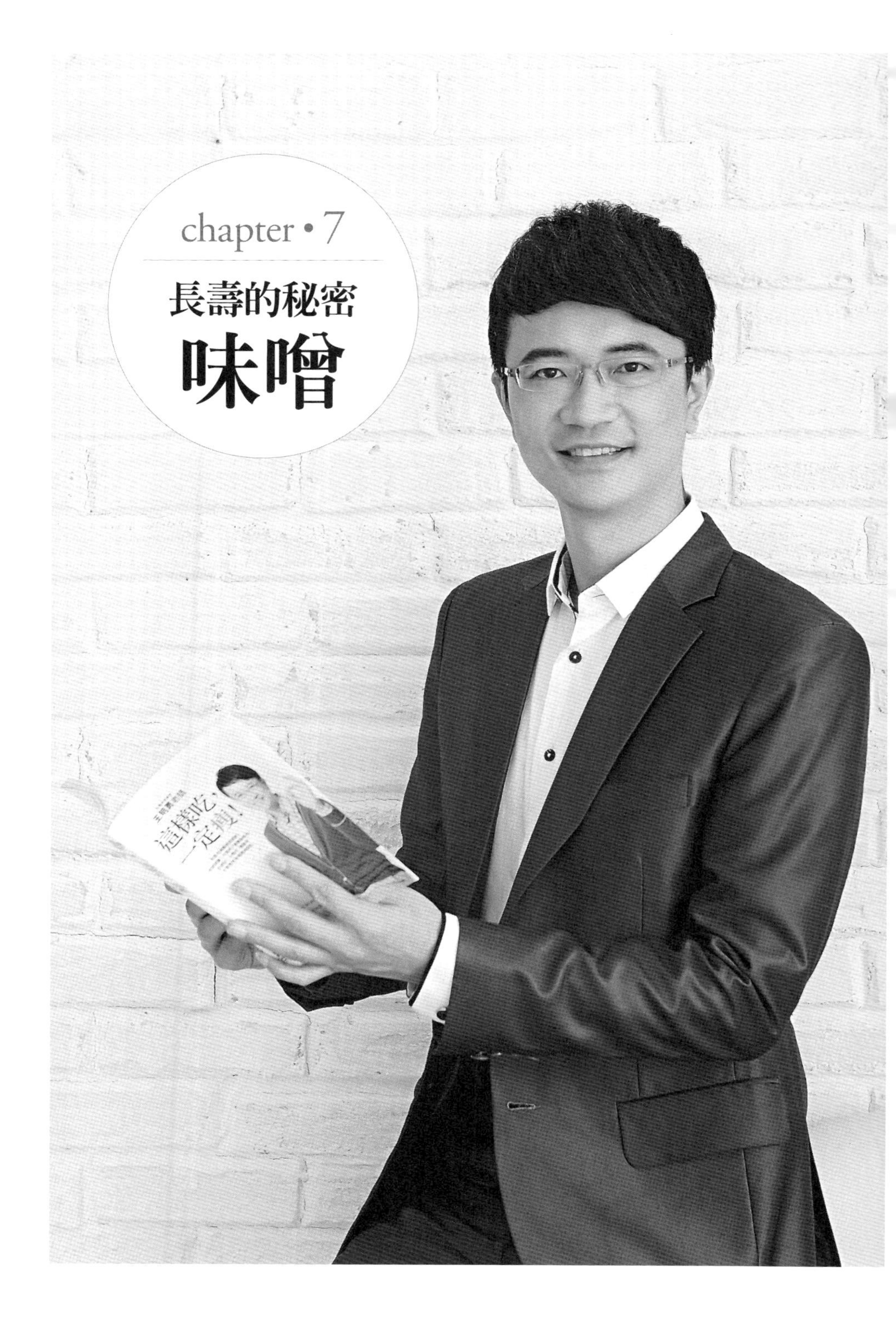

chapter • 7

長壽的秘密 味噌

健康長壽的秘訣在味噌

在一般的印象裡，日本人長壽健康的秘訣除了吃納豆以外，大家最熟悉的應該就是味噌了。

日本人認為早上起來喝一碗熱呼呼的味噌湯，可以增加飽滿的活力，是一天最好的開始。到日本料理店，也一定喝得到味噌湯。

味噌的歷史悠久，據說是從中國傳到日本的，也有另一派說味噌是從韓國傳到日本，所以在韓國用味噌醬也非常普遍。

味噌也叫做「麵醬」或「麵豉醬」，是由黃豆發酵而來，主要原料是黃豆、米、大麥，再添加鹽、水、麴菌後發酵而成。除了含有水、蛋白質、不飽和脂肪酸和碳水化合物，還有許多豐富的營養成分。

不同地域與原料，形成了多變的口味

日本人幾乎每餐都少不了味噌。除了把味噌當調味料，

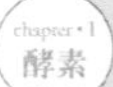

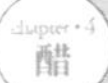

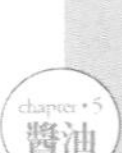

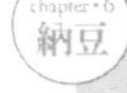

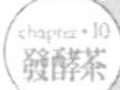

也可以變化出很多道家庭料理。味噌有許多種類，以豆類為主要原料，再加上不同比例的麴菌及鹽，就能發酵成不同的味噌。大致來說，用米麴製成的米味噌占的比例最高；用麥製成的就是麥味噌；以豆子製成的則是豆味噌。

在口味上，味噌可分為辛口味噌、甘口味噌兩種，主要差異是因為原料比例的不同，辛口味噌的味道比較重、鹹，甘口味噌則比較淡而甘甜。

味噌又可以顏色來分為赤味噌和白味噌。赤味噌的發酵時間較長、顏色較深；白味噌的發酵時間較短，偏淡黃色。

此外，赤味噌的卡路里最低，其中的褐色色素有抗氧化功能，可預防紫外線造成的黑斑、雀斑等，搭配黃色或綠色蔬菜一起吃效果更好。白味噌含有氨基丁酸，具有放鬆精神的效果，適合與豆腐、小魚乾等富含鈣質的食材一起熬煮。

由於地域、原料的不同，構成了味噌特有的風味。在食用時，可依照個人的喜好作選擇。

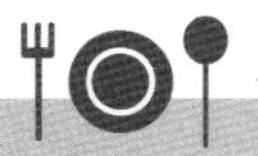

味噌防癌，功效顯著

日本國家癌症研究中心曾經發表一項研究結果，表示每天喝三碗以上味噌湯的女性，罹患乳癌的機率比每天只喝一碗的女性減少百分之四十以上；每天喝兩碗味噌湯的女性得乳癌的機率也會減少百分之二十六；每天喝一碗味噌湯的人，患胃癌的機率是不喝味噌湯者的三分之一。

此外，全豆類食物可以降低膽固醇，抑制血膽固醇增加；味噌當中的鈣、鎂等礦物元素，則能有效地降低血壓，預防肝癌。

味噌中的鐵為血基質鐵，人體吸收率較高，可以預防及改善貧血的症狀。大豆異黃酮則有豐富的抗氧化、抗自由基成分，對於預防癌症有一定的功效。

多吃味噌，符合「全食物」的長壽飲食概念

我常在演講時和大家分享，在日本人健康長壽的習慣中，三餐喝味噌湯便是其中一項。日本人吃味噌的歷史

久遠，在日本戰國時期，味噌更是重要的軍糧，做為打仗時營養的補充品，各地將領甚至把味噌的做法當成重要的軍事機密。

在長壽飲食法則當中，強調「全食物」的概念。而與必須濾出豆渣的豆腐和豆漿相比，用整顆豆子與米麴發酵製成的味噌，更能完整保留豆子的營養，就連美國大豆協會也大力推崇它的營養價值。

好的味噌主要原料是黃豆，富含植物性蛋白質。在味噌中含有非常豐富的B群，從西方營養學的觀點來看，它更是少數含有維生素 B_{12}的食物，對於容易貧血的全素者來說，是很方便的維生素 B_{12}營養來源。另外，還有維生素E、大豆異黃酮、卵磷脂及膳食纖維，以及豐富的鐵質、鉀、磷、硫等礦物成分，可以抗癌、抗老化、抗自由基，並預防更年期骨質疏鬆症。

黃豆中還有非常多的必需氨基酸，可以幫助肝臟解毒、分解酒精。若參加喜慶宴會時喝多了酒，可以適時喝些味噌湯來抑制身體毒素的吸收，防止肝臟受損。

秋、冬氣候變化大，容易感冒，在感冒初期便可喝

味噌湯，並在湯中加入半根蔥白。蔥白可幫助發汗、排毒，有效治療輕度感冒。若再加一點淡淡的米酒或清酒，可緩解腹痛或頭痛，消除身體不適。到了冷冷的冬天，每天早上喝一碗味噌湯還可以暖胃。

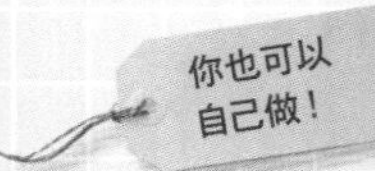

味噌 DIY

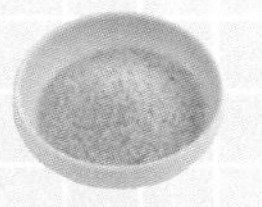

●玫瑰鹽。

材料：

黃豆 600g、味噌用的米麴 500g（網路購買或是食品材料行選購）、天然玫瑰鹽或海鹽 120g

工具：

大的玻璃罐、鍋子、杓子（黃豆怕生水、油，工具務必用水、酒精清洗消毒後，曬乾使用）

做法：

1. 先將黃豆泡水六至八小時，再將其蒸煮熟透到手捏了會碎的程度。
2. 將蒸熟的黃豆稍微放涼，放到塑膠袋裡壓到完全沒有顆粒，變成黃豆泥。
3. 先將玻璃罐噴酒精消毒備用。將黃豆泥放入容器，加米麴和鹽攪拌均勻後，再一層一層鋪至玻璃罐中，壓到罐裡完全沒有空氣為止。
4. 壓至九分滿後（可依所需份量增減），最上面鋪薄薄一層海鹽或玫瑰鹽，用保鮮膜封住，再將罐子蓋緊阻絕空氣，避免發霉。
5. 罐子一定要完全壓密，不能留有任何空氣，以利麴菌發酵作用。
6. 將玻璃罐放在溫度變化比較小、光線不會直接照射到的地方。放置約三個月左右，即可發酵成美味的天然味噌。

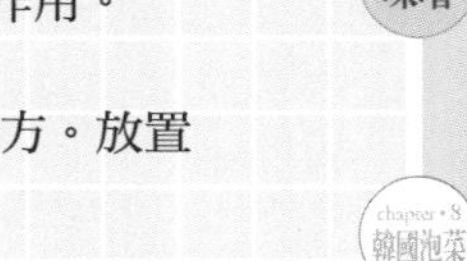

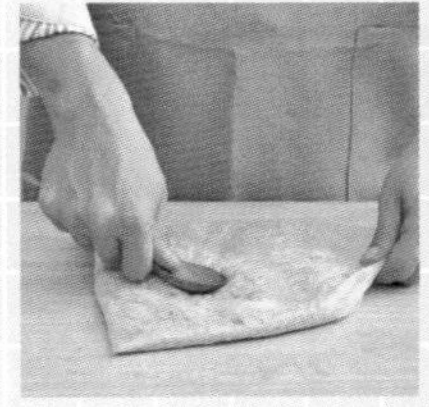

●把煮熟的黃豆壓成黃豆泥。

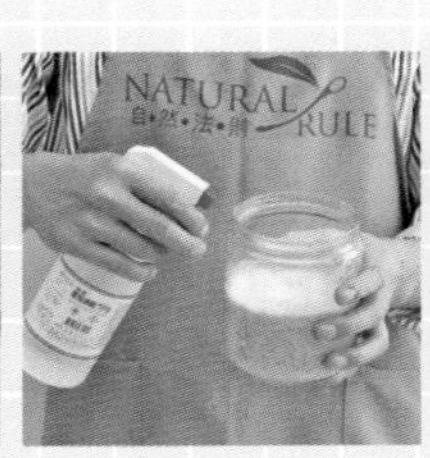

●玻璃罐噴酒精消毒。

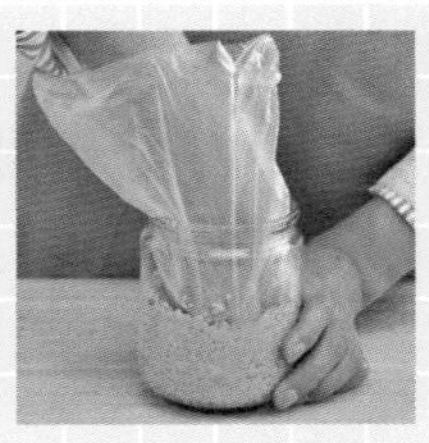

●將拌好的材料一層一層鋪入罐內。可以塑膠袋套住手較衛生。

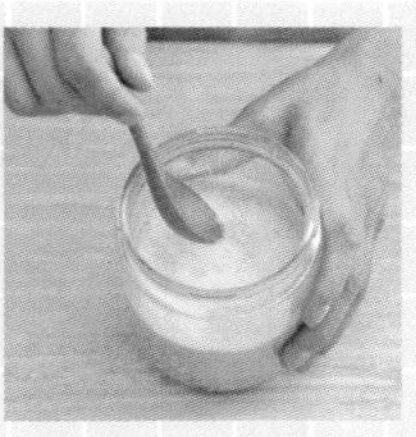

●上面鋪薄薄一層海鹽或玫瑰鹽阻絕空氣。

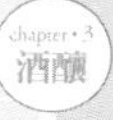

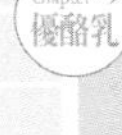

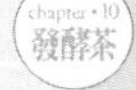

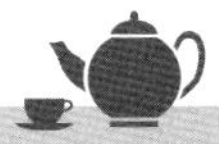

把天然味噌帶回家

選購味噌的三大要訣

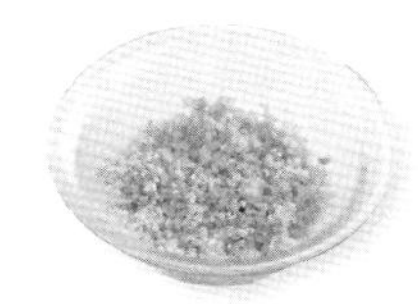
●米麴。

日本的味噌口味非常多，七成以上都是米麴發酵而成。以米麴發酵的白味噌，最經典的就是口味清淡的信州味噌、口味偏甜的西京味噌；米麴赤味噌則以清味噌、偏辣的仙台味噌為代表。

台灣的味噌湯帶有日式風味，較常見的口味是信州味噌。

在良好的自然環境下發酵的味噌，越發酵越陳年，口味也越好，就像酒、蘿蔔乾一樣，鹹中帶有自然的甘甜，吃完後齒頰留香。

然而，市面上味噌的種類琳瑯滿目，有日本進口的，也有台灣本地生產的，我們到底要如何挑選呢？在此提供大家三點建議：

1.注意顏色狀況和成分：在超市、賣場有許多包裝好的味噌，選購時要注意顏色是否異常。售價較便宜的味噌，有許多是經過加工處理的速成味噌，含有防腐劑及其他食品添加物。某些牌子的味噌所含的鹽分較高，有高血壓、心血管疾病、腎臟病或肝硬化的患者，要留意使用量及頻率。

2.注意保存期限：味噌保存期限一般約為一年到三年。若購買大包裝或桶裝分裝的味噌，則要留意是否加蓋，因為暴露在空氣中容易變質，用透明蓋子蓋住比較衛生；這些桶裝味噌多半沒有加防腐劑，相對地保存期限也較短。第一次購買桶裝分裝的味噌時，建議先買小包裝試試味道。

3.品牌也是選購味噌的參考之一：挑選有信譽的品牌，另外強調健康的有機味噌也是不錯的選擇。

保存味噌的小秘訣

味噌怕受潮發霉，要小心保存。開封過的味噌，要蓋緊蓋子放入冰箱內冷藏；若是袋裝的則要將空氣擠掉，用夾鍊袋封好。味噌的香氣會隨著時間而流失，若超過保存期限，建議就不要吃了。

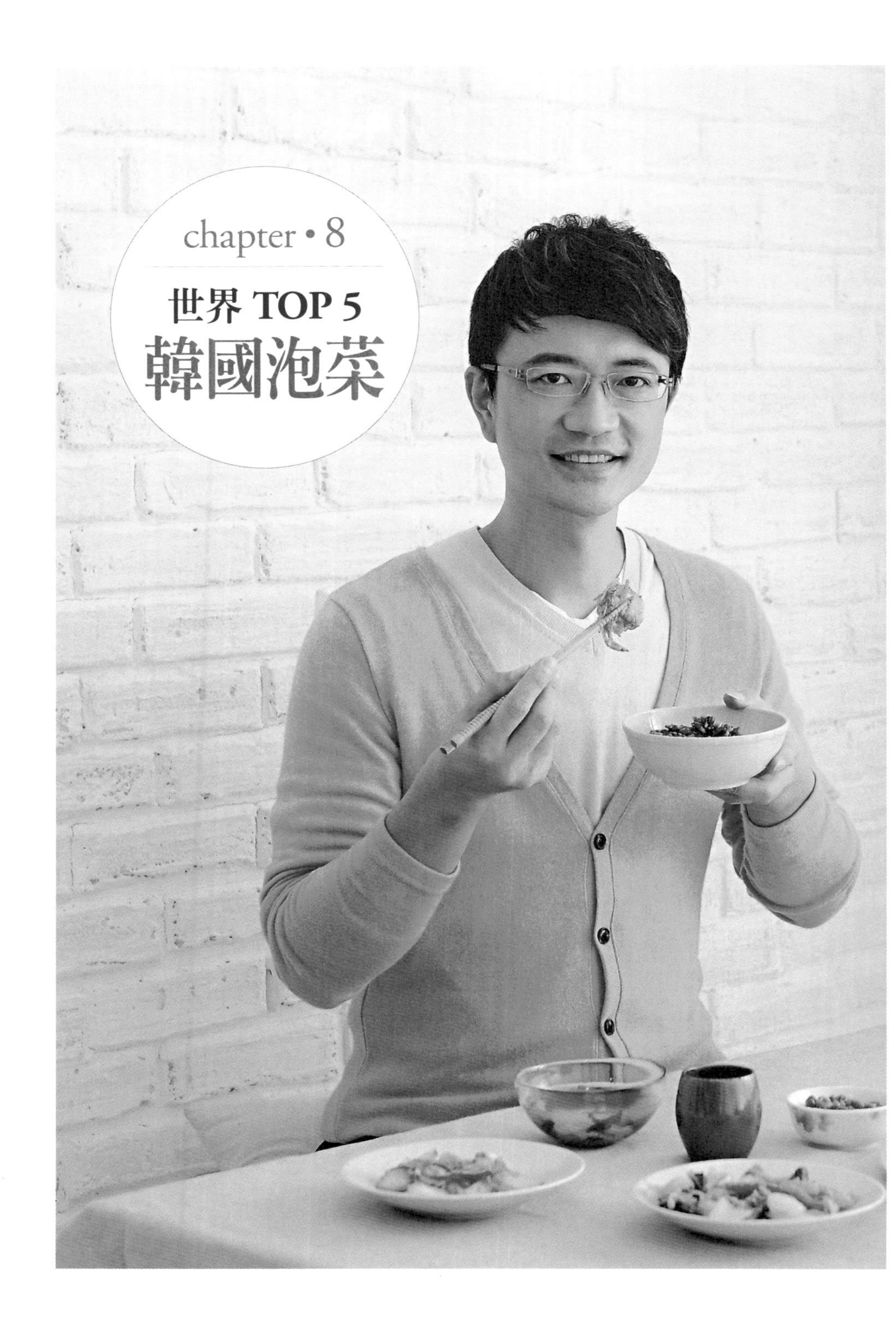

chapter • 8 世界 TOP 5 韓國泡菜

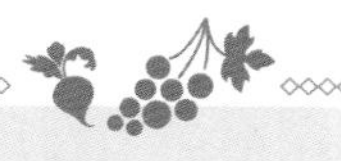

多吃蔬果，讓癌症消失

蔬果發酵後，營養素更豐富

與過去的粗茶淡飯相比，現代人的生活及飲食型態有了非常大的改變，高熱量速食、大魚大肉，以致肉類等動物性食品的攝取量明顯增加許多。

從一些針對飲食習慣的調查可以發現，一般人的蔬菜平均攝取量偏低，尤其男性攝取水果量稍嫌不足，沒有達到衛生署建議的每日三份蔬菜、兩份水果的飲食標準，離世界衛生組織建議的每日蔬果攝取量四百到八百公克，也還有一段差距。目前有百分之七十的台灣人每天吃不到三份蔬菜，百分之八十的人吃不到兩份水果，蔬果攝取量明顯不夠。

研究證實，一天吃四百公克的蔬果，可以有效降低百分之三十至四十癌症的發生率，尤其可以減低口腔癌、鼻咽癌、肺癌、食道癌、胃癌和大腸癌的發生機率。

在提倡生機飲食的過程中，我經常呼籲大家要多攝取

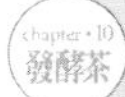

生鮮蔬果、五穀雜糧。生鮮蔬果低脂、低熱量，並含有很高的纖維、非澱粉性的醣類、膳食纖維、維生素、礦物質、抗氧化物質、植物生化素，對於預防癌症有正面的幫助。

生機飲食就是吃生菜沙拉

很多人誤以為生機飲食就是吃生菜沙拉，很單調乏味，其實不然。發酵蔬果也是生機飲食很重要的一部分，發酵後的營養素更豐富，也讓食物有了不同風味。著名的發酵蔬果類有韓國泡菜、東北酸白菜、台式泡菜、客家酸菜、福菜等。其中，韓國泡菜在全世界都十分風行，成為韓國文化的一大特色。

韓國泡菜是世界級健康食品

專業健康雜誌掛保證

泡菜在早期是由中國流傳到韓國，由於韓國地處高緯度，冬季蔬菜匱乏，因此發酵蔬菜就成了重要的歷史傳承產物，也是韓國近代飲食中不可或缺的一環。

發酵過的泡菜，除了保留蔬菜原本豐富的營養素之外，還會產生益生菌、酵素，對身體免疫功能有很大的幫助。

美國專業健康雜誌曾經評選韓國泡菜為**世界五大健**

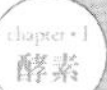

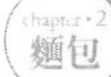

康食品之一。另外四種食品分別為：

1. 日本的納豆。
2. 西班牙的橄欖油。
3. 希臘的優酪乳。
4. 印度的小扁豆。

韓國人三餐都要吃

韓國泡菜豐富的營養及風味，使它躋身為國際性食品。就像日本的味噌和納豆一樣，韓國人不管在什麼場合、多麼高級的宴會，餐桌上都少不了泡菜，幾乎三餐都吃。

韓國泡菜在製作過程中，使用了各種蔬菜、水果、洋蔥、大蒜和十字花科蔬菜，因此富含植化素、維生素、礦物質、微量元素鈣、鎂、鐵、錳、磷、銅等，並可促進維生素 B 群及維生素 C 的吸收。

泡菜中豐富的乳酸菌也可合成維生素 B 群，改善乳糖不耐症、緩解腹瀉、促進腸胃蠕動、預防便秘，並且有助於腸胃消化和吸收。做泡菜的原料如大白菜、白蘿蔔也富含類黃酮，有降血壓、降低膽固醇、抗發炎、抗過敏與抗肝毒的作用。

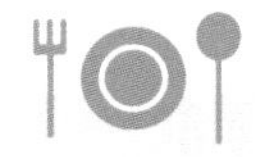

韓國泡菜受歡迎的原因

從鹽水泡菜到健康泡菜

在韓國，最早的泡菜只有用鹽水泡製，後來慢慢增加了蔥、薑、蒜等佐料。

之後，種類越來越多，除了辛香料更豐富外，大白菜、蘿蔔、黃瓜、茄子……甚至水果、海鮮等食材也都可以做成泡菜。

辣椒由中國傳入韓國之後，辛辣的泡菜開始出現，靠海的地區還會搭配魚醬、蝦醬製作，讓各地口味越來越獨特，充滿當地風味。所以，泡菜的演變是從用鹽來保護蔬菜，漸漸演變成發酵後的健康食物。

根據統計，每個韓國人每年吃泡菜超過二十公斤，在韓國甚至被稱為「冬季的半個糧食」。

獨特甘甜令人口水流不停

雖然泡菜是韓國的代表產物，但是在日本消費量最多的發酵物，第一名竟然是韓國泡菜，還超越了日本傳統的醃蘿蔔、醃白菜！

韓國泡菜為何會如此受歡迎？當然，美味是最重要的一個因素，因為泡菜發酵後會流出甘甜的水分，而做為副材料的辛香料，如大蒜、辣椒、薑、甚至海鮮也可以提振食欲。在發酵時作用的微生物如乳酸菌，也會產生特殊氣味，提升鮮甜的香氣！

泡菜中的蒜、辣椒和薑眞健康

近年來的研究顯示，吃韓國泡菜可以降低血液中的膽固醇，降低肝臟脂肪濃度；泡菜中所含的豐富維生素B、C、β胡蘿蔔素、葉綠素等活性物質，則能抑制皮膚老化，對身體的代謝功能也有明顯的幫助。其中有個主要原因，就是泡菜中經常用到的**大蒜、辣椒和薑**等食材對健康都大有幫助。

大蒜的九大功能

1. 大蒜中的含硫硒有機化合物，可以抑制多種致癌物誘發腫瘤生成的活性，有助抗癌。

2. 可降低血脂和三酸甘油脂，抑制肝臟膽固醇的合成，並可預防低密度膽固醇氧化，減緩動脈粥狀硬化。

3. 有助調節免疫能力，有抗發炎的效果。

4. 大蒜的萃取物可降低人體對胰島素的需求，具有降血糖的功效。

5. 大蒜可保護細胞的結構，具有清除自由基、抗氧化的作用。

6. 大蒜蒜素轉換的產物之一，具有類似類固醇抗發炎的功能，達到消炎作用。

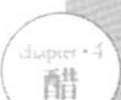

7. 可預防血壓上升及心肌纖維化，促進組織胺的釋放，利尿，並達到降血壓的功能。

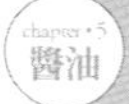

8. 有抗血栓的作用，可抑制血小板凝集或附著，促成纖維蛋白溶解的活性，讓血栓、血塊不易形成，預防心血管疾病。

9. 蒜油具有天然的抗生素，可抗細菌、黴菌和病毒。

大蒜好處多多，但也有一些缺點：

大蒜刺激性強，會刺激胃酸分泌，被認為是刺激性食物。

古書記載：「大蒜久食，傷肝損目」，因此有腸胃炎、喉嚨痛、喉嚨發炎、痔瘡、長青春痘等症狀的人，不宜大量吃大蒜，一般人也要避免空腹生吃。

從中醫的角度來看，大蒜、生蔥都是蔬菜中的葷菜，多吃容易生痰動火，可能會造成視力減退；體質虛熱的人在吃的時候要注意適可而止。

辣椒的五大功能

泡菜的另一個重要副材料——辣椒富含辣椒素及 β 胡蘿蔔素。β 胡蘿蔔素可促進胃液分泌、幫助消化，並且具有抗氧化功能。辣椒素則能促進新陳代謝，加快脂肪在體內燃燒的速度。我去韓國時發現韓國的胖子不多見，不知道是不是因為韓國人的食物中多含有辣椒的緣故。

大致而言，辣椒有五大功能：

1. 止痛。辣椒成分可以控制感覺神經機制，自古便被用在解除疼痛的用途上，藉由讓疼痛感變遲緩，以達到止痛效果，所以很多藥膏貼布都有辣椒成分。

2. 促進血液循環。辣椒中含有生物鹼，塗抹在皮膚上可使皮膚發熱，促進血液循環。

3. 辣椒素可增強免疫功能，有抗發炎的作用。

4. 具有抗自由基、抗氧化的功能，預防動脈硬化。

5. 有助預防癌症。

吃入微量的辣椒，可以保護胃的黏膜、促進血液循環，但是大量食用反而會傷害胃，並破壞神經末梢的感覺，所以要適量地吃。

薑的七大功能

薑可以幫助消化、止吐、健胃、抗菌、抗發炎，幫助解熱、鎮痛。除此之外，也可以促進血液循環、刺激末梢神經而讓手腳暖和，以發揮消除肩膀痠痛、身體溫熱的功能。總地來說，薑有以下七個功能：

1. 薑當中有降低引發噁心嘔吐的傳遞訊號，可以止吐。

2. 舒緩消化系統中的平滑肌，鬆弛胃血管周圍的小肌肉，讓胃部的血液更充足、運作更為順暢，以預防胃潰瘍。

3. 可以抑制中樞神經，達到止痛的作用。美國和丹麥的科學家經由實驗證實，生薑乾粉可緩解暈眩造成的頭痛、眩暈、噁心、嘔吐等症狀，有效率高達百分之九十左右，且藥效可以持續四小時以上。

4. 可強健心臟，幫助神經末梢的血液收縮。薑含有一種類似水楊酸的化合物，相當於血液的稀釋劑和抗凝劑，對降血脂、降血壓和預防心肌梗塞有特殊作用。

5. 幫助解熱。因為薑有揮發性精油，是血小板凝結的抑制物質，能夠減低血液的黏稠度，促進血液循環。

6. 具抗菌及抗發炎的作用。研究發現，生薑能引起某些抗菌素的作用，尤其對沙門氏菌效果明顯。生薑還有殺滅口腔致病菌和腸道致病菌的作用，因此，在口中含生薑水並漱口，對於治療口臭和牙周病有幫助。

7. 可促進食欲。夏天氣候炎熱，唾液、胃液的分泌會減少，影響食欲，吃飯時配上幾片生薑有助於增進食欲。

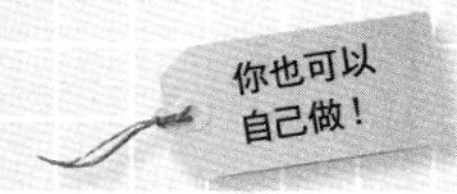

韓國泡菜 DIY

材料：

山東大白菜 3kg、有機蘋果或蜜蘋果 1 顆（約 200g）、洋蔥 1 顆（約 300g）、大蒜 8-10 個、薑片 20-30g、台灣生鮮辣椒 1 條、韭菜 100g、韓國辣椒粉 80g、原色冰糖 50g、鹽 100g、優酪乳酸菌 1 大匙（約 5g）

做法：

1. 將山東大白菜剝開，逐葉洗淨後，放在陰涼處風乾約一至二小時。

2. 確認大白菜表面的水分滴乾後，放到大的容器或袋子中，撒入鹽一起拌勻或用乾淨的手抓勻（韓國傳統做法是逐次鋪一片葉子、撒一些鹽，這裡教的做法比較快速）。

3. 將白菜和鹽搖均勻後，稍微壓一下使其變軟，然後放三至四小時，使其出水。

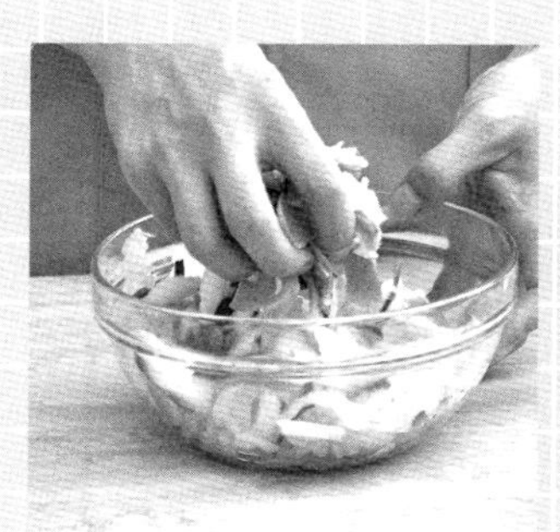
●將大白菜和鹽一起抓勻。

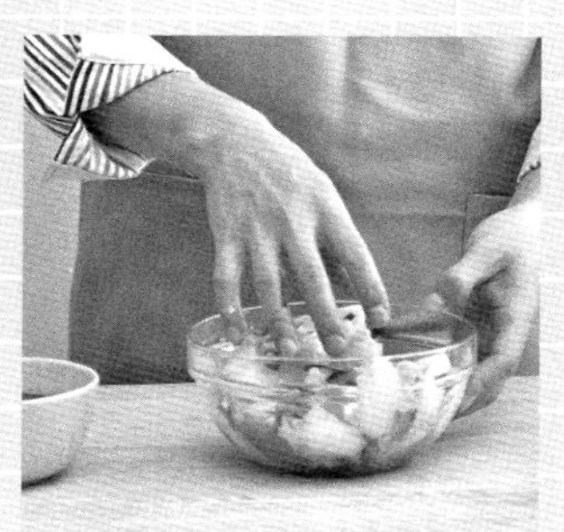
●稍微壓一下使白菜變軟。

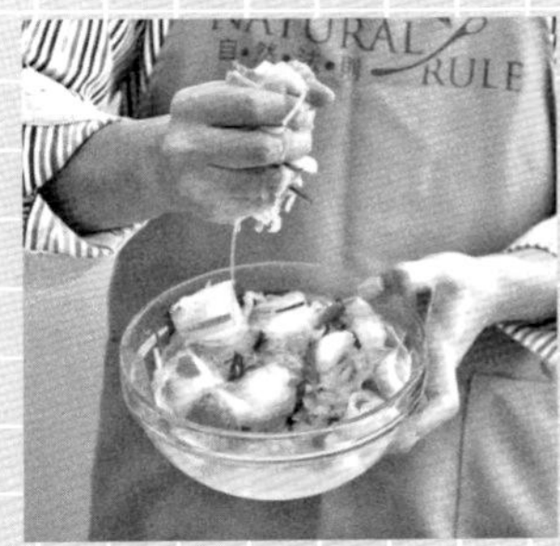
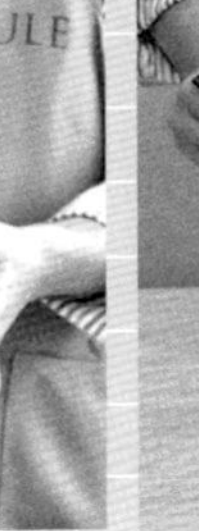

•三至四小時後，白菜會出水。

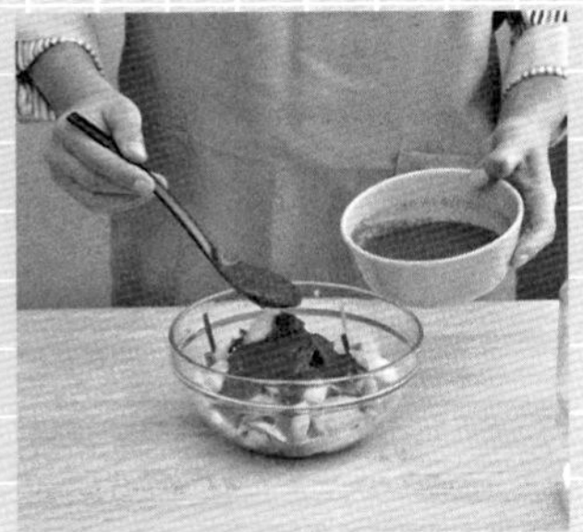

•拌入泥狀的韓國泡菜醬汁。

4 將其他材料（蘋果、洋蔥、大蒜、薑片、辣椒、韓國辣椒粉、冰糖）放入調理機打成泥狀醬汁，再加入一大匙優酪乳酸菌。

5. 將白菜與鹽混合後的鹽水倒掉，把菜放入大鍋子或適當的容器內，拌入泥狀醬汁，再將韭菜切成適當大小，均勻攪和。

6. 準備消毒過的乾淨玻璃容器，把菜放入裝成八分滿，再將蓋子密閉，在常溫 25℃左右，放置二至三天，聞到天然發酵的韓國泡菜味，即大功告成。

7. 發酵完成的韓國泡菜可放冰箱冷藏，直接吃或用來做料理都很方便。

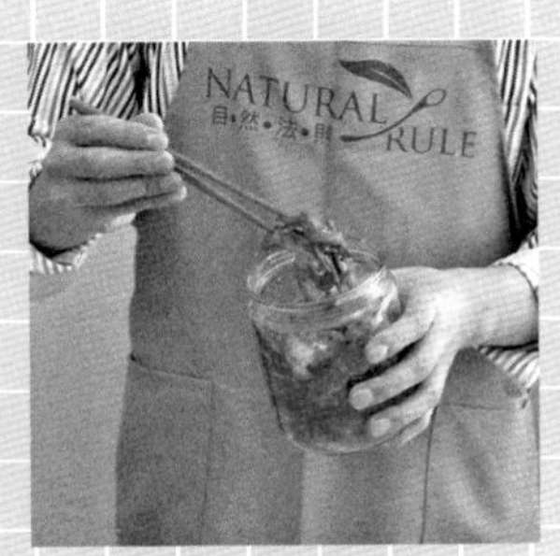

•把菜裝入乾淨的玻璃容器內，靜置即成。

王老師的小叮嚀：

在調理蔬果泥狀醬汁時，可以加一點咖哩粉、花椒、梨子、其他的蔬菜，或用其他食材做為辛香料，發酵成不同的韓式泡菜。甚至加一點紅蘿蔔打成泥，就會成為色澤偏紅黃色的黃金韓式泡菜。

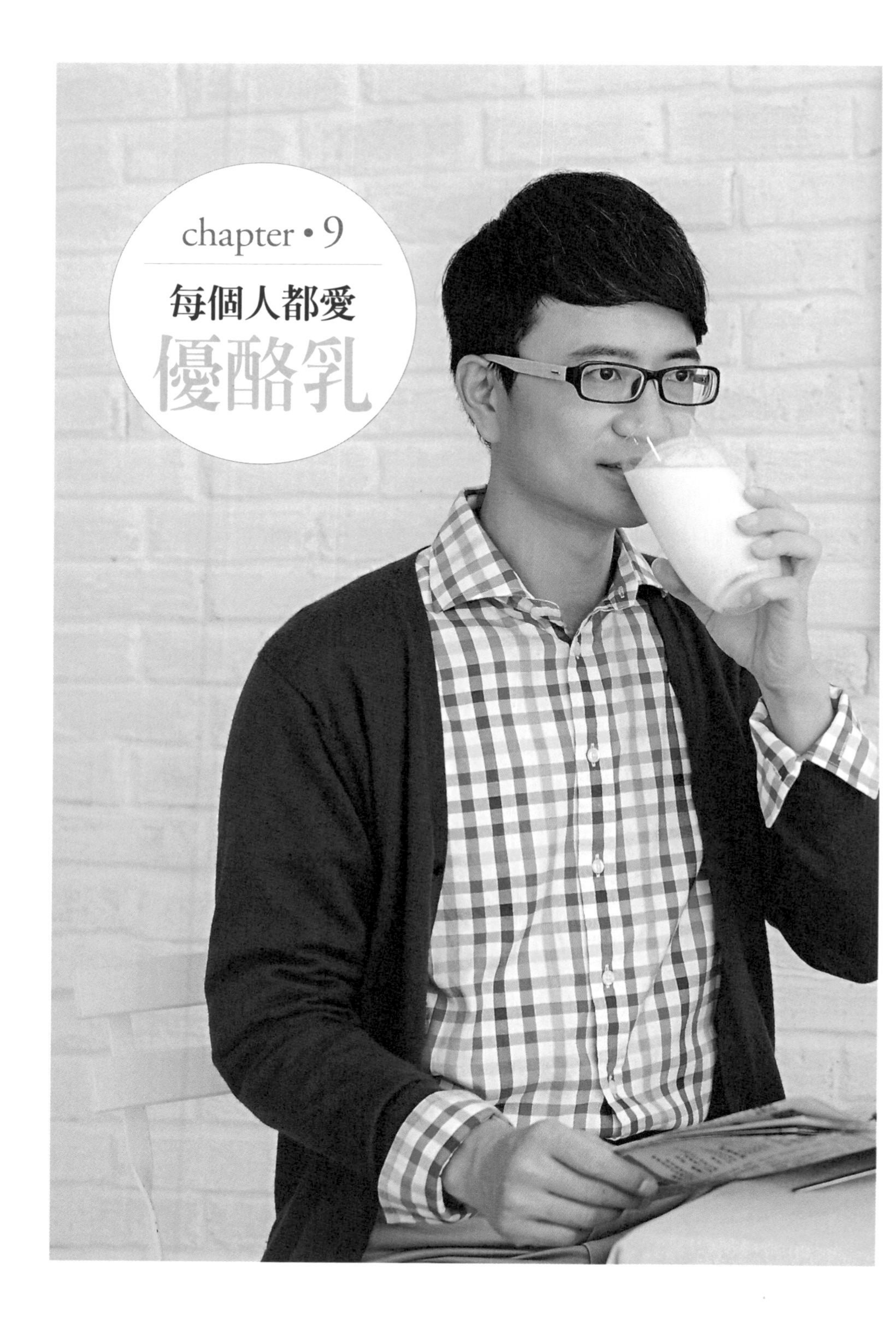

chapter • 9
每個人都愛 優酪乳

發酵讓乳製品延長保存期限

乳酸菌幫助抑制腸內壞菌，防止老化

如果問兒童或青少年：什麼是健康又美味的發酵食物？回答應該是我們日常生活中最容易接觸的發酵乳製品，例如：小朋友常喝的乳酸飲料、養樂多、可爾必思、優格和優酪乳（也稱酸奶）。

其中，優酪乳是人類最早接觸到的發酵食物之一，已有數千年的歷史。生活在草原的游牧民族在使用乳製品的過程中，無意間發現乳汁擠出來很快會腐敗，若經過自然發酵之後，就可以延長其保存期限，也會改變口感，而且營養價值提高非常多。

發酵的乳製品種類有很多，以台灣的標準來說，發酵乳的定義是：

「以生乳、鮮乳或其他乳製品為主要原料，經過特殊乳酸菌、酵母菌或其他對人體健康無害的菌種，發酵而形成的製品。」

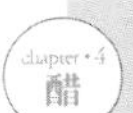

簡單地說，發酵乳就是乳製品經過乳酸菌發酵所製成的，帶有酸味及特殊芳香氣味的飲品。

全世界的發酵乳製品不下數百種，各種原料、菌種和製法也各有特色。目前市面上常見的發酵乳有三大類：一是稱為優酪乳的「濃稠發酵乳」；二是我們習慣稱為優格的「凝固形發酵乳」；三則是類似養樂多或可爾必思的「稀釋發酵乳」。

根據規定，無論優酪乳或優格，每毫升必須含千萬以上的活性乳酸菌，而稀釋發酵乳每毫升只要含百萬以上的活乳酸菌即可。目前市面上的發酵乳商品，則以優酪乳所占的比例最多。

乳酸菌使人更健康、更青春

西元一九〇四年，被譽為「乳酸菌之父」的俄國生物學家梅基尼可夫（Dr. Metchnikoff）發表論文指出，人體之所以會老化，主要是由於腸內腐敗菌製造出有害人體的毒素，造成所謂的慢性中毒。所以，如果能夠抑制腸內的壞菌和腐敗菌，就可以抗老化。梅基尼可夫發現，在保加利亞一處長壽村有非常多的百歲人瑞，他探討其長壽的原因，發現當地有喝酸奶的習慣，因而透過進一步的研究發現了乳酸菌的存在，更證實了乳酸菌會使人更健康、更青春也更有活力。

到了現代，由於優酪乳已成為風行全世界的飲品球，為了保障人們的健康，許多國家都訂定了法令來規範優酪乳的製成標準與營養價值。然而乳酸菌的種類何其多，到底哪種製成的才是好的優酪乳？一般而言，「保加利亞乳桿菌」及「嗜熱鏈球菌」這兩種菌製成發酵乳的效果，是目前最成熟、風味也最好的，所以是最常被使用的菌株。歐洲國家便規定，基本上一定要用這兩種乳酸菌共同發酵製成的產品，才可以定義為「Yogurt」，也就是所謂的優酪乳。

牛奶發酵後，缺點變成了優點

優酪乳的主要原料是牛奶或鮮奶，或者用奶粉泡也可以。除此之外，在推廣健康飲食的課程中，我曾教過許多人用有機豆漿、埃及豆的豆漿，或是用薏仁漿來做成發酵飲料。不過，以牛奶發酵的優酪乳仍是最普遍且廣為大眾接受的。

牛奶當中有非常豐富的營養，只是現在一般人生活富裕，經常是營養過剩而非不足，所以牛奶要適量地喝才符合健康概念。

喝牛奶究竟是好是壞，至今仍有些爭議。我認為對乳製品有疑慮的人可以減少飲用，而以優酪乳來代替。

牛奶發酵成優酪乳，有以下好處：

1. 讓營養成分小分子化，提高營養價值

牛奶當中有豐富的維生素 B 群、葉酸和鈣質，發酵成優酪乳之後，可以讓營養成分「小分子化」，並且提高營養價值。最重要的是，乳酸菌會分解牛奶當中的乳糖，因此牛奶中的乳糖含量在發酵成優酪乳後會減少五成左右，可以讓患有乳糖不耐症、喝牛奶會拉肚子或過敏的人不再產生不適。

2. 產生大量乳酸，養成好的腸相

牛奶發酵為優酪乳的過程中，會產生大量的乳酸，乳酸可以維持腸胃道功能，增加好菌的繁殖，也有類似纖維的作用，促進腸胃蠕動，養成好的腸相。

3. 葉酸的比例大量增加

牛奶發酵為優酪乳後，葉酸的比例可增加十倍以上。葉酸攝取不足的女性，容易有疲勞的現象，喝優酪乳可以增加葉酸的攝取，達到氣血循環的功能。

4. 產生更多 LCA，增強人體免疫功能

牛奶的脂肪在發酵過程中會發生改變。牛奶中有共軛亞麻油酸（LCA），這是一種會刺激免疫抗癌功能的脂肪酸，發酵成優酪乳後會產生更多 LCA，可增強人體的免疫功能。

chapter • 1
酵素

5. 乳酸鈣的人體吸收度提高了

為了預防骨質疏鬆，很多人會選擇多喝牛奶，但有研究發現，牛奶喝多了，鈣的吸收不一定會比較好。然而發酵成優酪乳後，牛奶中的鈣會變成乳酸鈣，人體吸收度也會提高，吸收率甚至比吃小魚乾的鈣多了二至三倍以上。

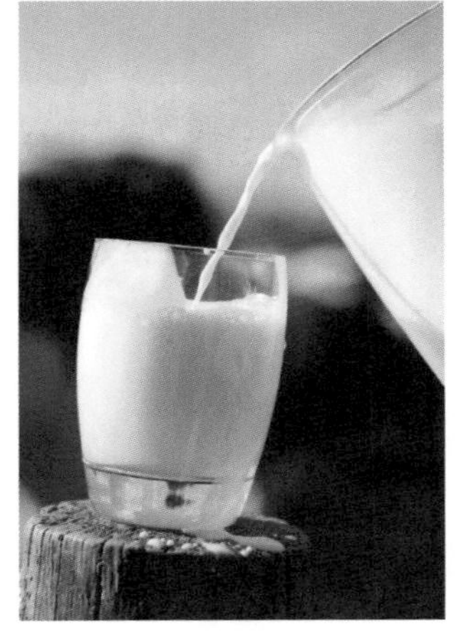

●牛奶富含營養，但是現代人要小心喝太多反而營養過剩。

6. 產生乳清，有助排除皮膚的毒素

牛奶發酵成優酪乳之後，上面會浮現一層淡黃色的液體，這是小分子化的乳清，跟肌膚的成分非常類似，有豐富的蛋白質、礦物質，能提高肌膚的保濕能力，增加皮膚原有的防禦機能，有助排除皮膚的毒素。

7. 確保營養素不流失

牛奶富含維生素 A、B 群、E、D 等，發酵後可以保留在優酪乳當中，也提高了營養素的吸收。

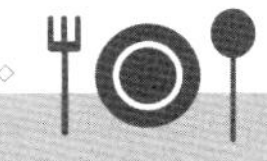

優酪乳的五大保健功效

通過國家健康食品認證的優酪乳可以達到保健的功效，包括：

健胃整腸，改變腸內細菌的生態及平衡

我常跟大家分享，如果今天要找一個可以治療便秘和腹瀉的藥物或食品，非優酪乳莫屬！

健康的腸道應該要偏弱酸性，乳酸菌在腸道中利用乳糖分解，產生了短鏈的脂肪酸，它會讓腸道內保持微酸性，抑制壞菌的生長，改善腸道功能。乳酸菌產生豐富的酵素，可以調整腸胃道細菌的生態，幫助腸道消化及吸收，預防便秘、腹瀉，改善大腸激躁症。

吃益生菌的保健食品或喝優酪乳，建議可以少量，但一定要連續吃一段時間，吃到便便顏色像小嬰兒的鮮黃色一樣。因為大便的顏色是由膽紅素的量來決定，膽紅素弱酸時會呈現淺黃色，越偏鹼性越深、越棕色，所以看便

便顏色就可以得知身體的酸鹼度，知道腸道是否健康。

調節免疫力，提高免疫系統

我常說「腸道健康，全身健康」，身體的新陳代謝、廢物排除都需要很好的腸道功能；腸道健康了，相對地血液也會比較健康。

含有大量活性菌的優酪乳可以幫助改善乳糖不耐、便秘、腹瀉、腸炎、幽門螺旋桿菌感染等病症。美國農業部的人類營養學研究中心表示，優酪乳不僅可以改善腸道環境，還能提高身體免疫力。無獨有偶，台灣近日也有一項研究發現，優酪乳能提高某些消炎藥的治療效果。

腸道健康，可以防衛病毒入侵、讓人體不容易受到損害，所以多多食用優酪乳，有助於調整過敏體質、改善免疫問題。

降低膽固醇，並促進肝臟排毒

乳酸菌可以幫助排除體內的毒素，減少膽固醇量。美國哈佛大學公共衛生學院的研究更發現，在每天喝二到三份或更多份量優酪乳的人當中，罹患高血壓的比率比不喝優酪乳的人降低了百分之五十。

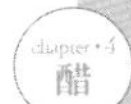

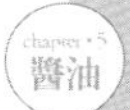

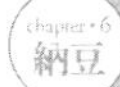

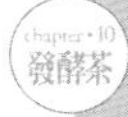

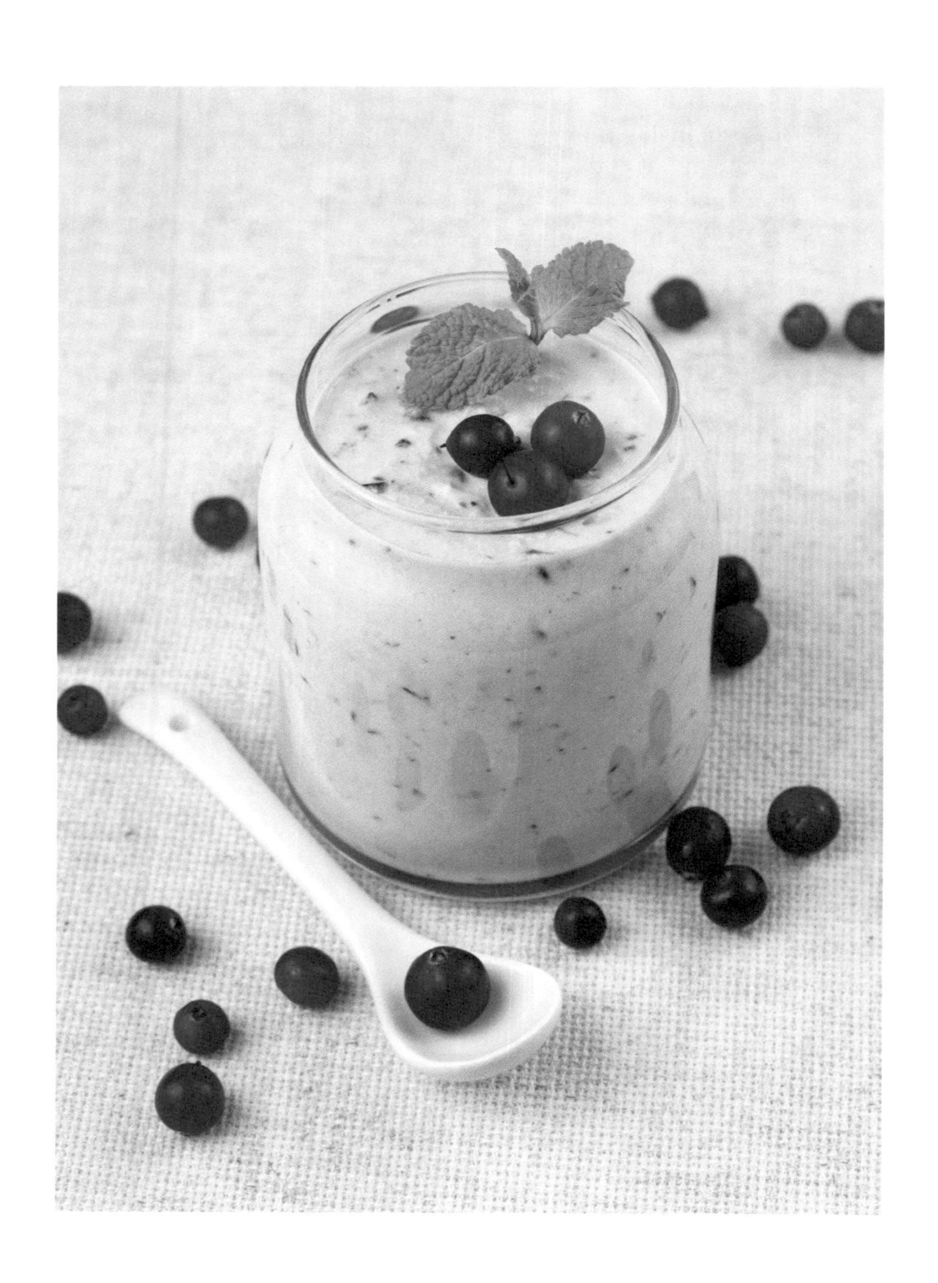

預防細菌感染

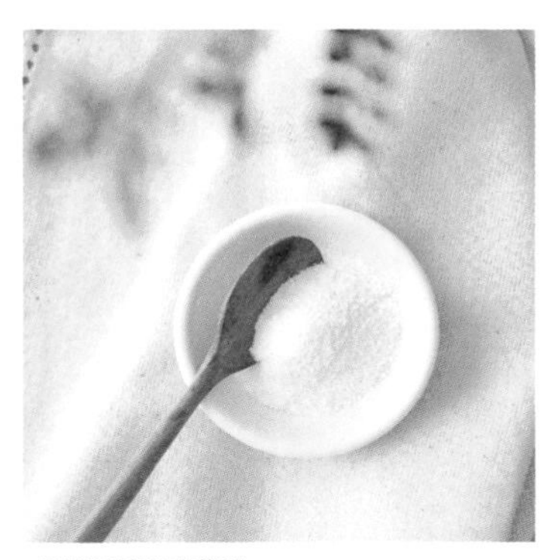
●優酪活性乳酸菌粉。

醫學上已證實，優酪乳加上蔓越莓，對於治療泌尿道生殖器感染的功效不輸給藥物，對於預防感冒、發燒、流鼻涕的症狀也有幫助。

乳酸菌能夠自行產生天然的抗生素，在活的乳酸菌、乳酸菌的代謝物及酸性環境作用之下，優酪乳便產生了對抗病菌的能力。

達到口腔保健功效

百分之九十五的口臭是口腔出了問題，大部分蛀牙、齲齒也是口腔細菌造成的。對於改善壞菌造成的毛病，增加好菌可以達到一定的幫助效果，抗菌效果便來自於乳酸、過氧化氫、膽鹽及類抗生素物質。

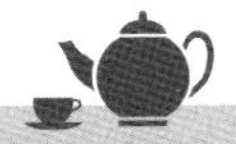

留意優酪乳的成分和熱量

自從塑化劑事件之後，大家對於加工食品也有更多的認識，越來越多人在買食物時會留意熱量，或者是否有不應該的添加物成分。由於一般人普遍不喜歡酸性口感，不少市售優酪乳製造商會加入糖分調味，一小瓶就有一百多大卡的熱量，所以在選購時要特別留意。

另外，保存期限及衛生條件也是留意重點，一般發酵食物的保存期限是在低溫下放置兩個禮拜，但風味跟活菌的數量會逐漸改變，買回家之後要盡快喝掉。

優酪乳的正確喝法

不管是全脂、低脂或有糖、無糖的優酪乳，建議每天喝一至二小瓶（二百五十毫升左右）。如果天氣變冷，冷藏的優酪乳可以稍微用隔水加熱回溫後馬上飲用，但不要加熱超過 40℃，因為活菌的承受熱度不高，尤其不能超過 60℃。

優酪乳和很多食物搭配起來都很不錯，特別是早餐配水果或麵包，口感好，營養又豐富。但千萬不要和香腸、臘肉、熱狗等高油脂的加工肉品一起食吃，因為加工肉品加了亞硝酸鹽，會和優酪乳中的胺形成亞硝胺，形成致癌物。優酪乳也不宜和某些藥物同時服用，如氯黴素、紅黴素、抗生素、磺胺類藥物等，它們會殺死或破壞優酪乳中的乳酸菌。

有人問我，優酪乳是飯前喝好？還是飯後喝好？我認為飯前喝可以當作點心或代餐，幫助減少正餐時的熱量吸收，也可以保護體內的活菌，幫助腸胃道進行消化。

不過呢，其實不用太執著於飯前喝或飯後喝，可以依個人習慣飲用。對於一般人來說，最好每天飲用一、兩杯；也就是說，一天大約喝二百五十至五百毫升是比較合適的，才能長時間維持腸道健康。

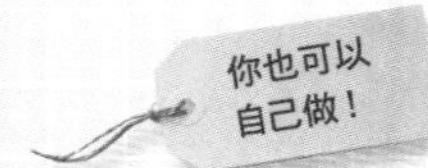

原味優酪乳・酸奶 DIY

材料：

鮮奶或原味豆漿 1000c.c.（或用奶粉或豆漿粉 150g 加溫水 1000c.c.）、優酪活性乳酸菌 1 小匙（3-5g）

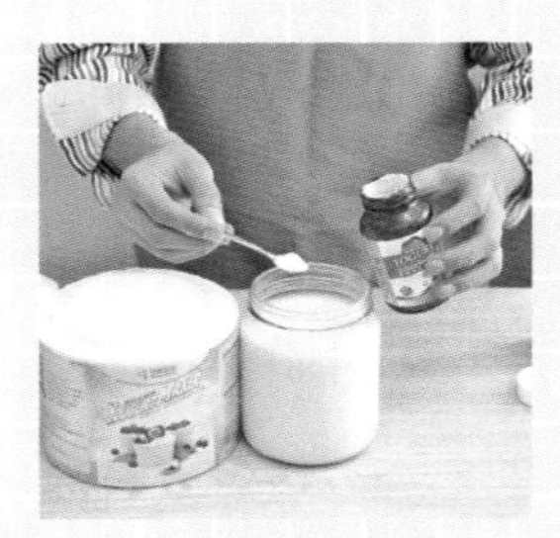

●將乳酸菌拌入鮮奶或原味豆漿中。

做法：

1. 將鮮奶或原味豆漿溫熱至 40℃左右，或沖泡奶粉、豆漿粉於 1000c.c. 溫水當中。

2. 加入優酪活性乳酸菌攪拌均勻後，將牛奶或原味豆漿倒入優格生成器或保溫燜燒鍋，蓋上蓋子並靜置。

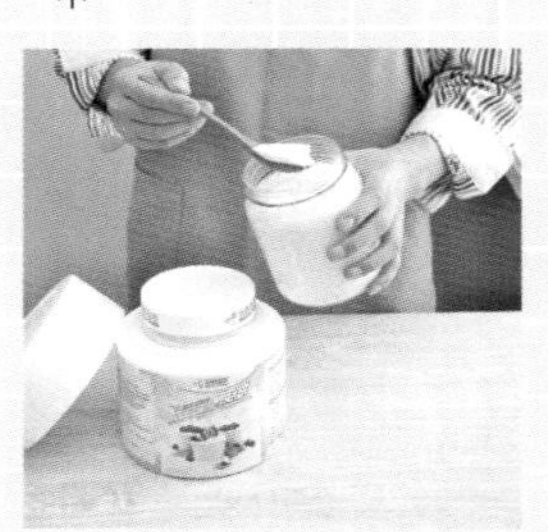

●拌勻後，倒入優格生成器中（或保溫悶燒鍋也可以）。

3. 過程中，請勿好奇而將蓋子打開或搖動。

4. 十到十二小時後，牛奶或原味豆漿會凝結成豆花狀的優酪乳。

5. 取出發酵後的優酪乳，置冰箱冷藏後，即可享用可口的原味優酪乳。

王老師的小叮嚀：

1. 優酪乳因含有乳酸，所以有酸味，不喜酸味者，可加入有機果醬、水果或果汁，酸甜可口又健康。
2. 優酪活性乳酸菌含有四種活性乳酸菌及三種益菌生，將溫度調節在 38 至 42℃，最適合亞熱帶環境，功效較為顯著。
3. 自製的優酪乳未使用任何人工添加物，所以成品中會有少許液狀乳清蛋白，是很好的營養成分，請勿丟棄，可直接飲用。
4. 自製的優酪乳完成後，在冰箱內冷藏可保存兩個星期。

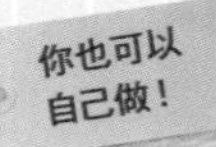

原味優酪乳的應用：奶油起司（Cream Cheese）・原味酸奶酪

材料：

自製的原味優酪乳適量

做法：

將做好之自製原味優酪乳倒入棉布袋或咖啡濾紙中，底下以容器盛住，靜置冰箱冷藏八到十二小時即成。做好的原味酸奶酪可以用密閉的保鮮容器，放入冰箱冷藏可保存一個星期。

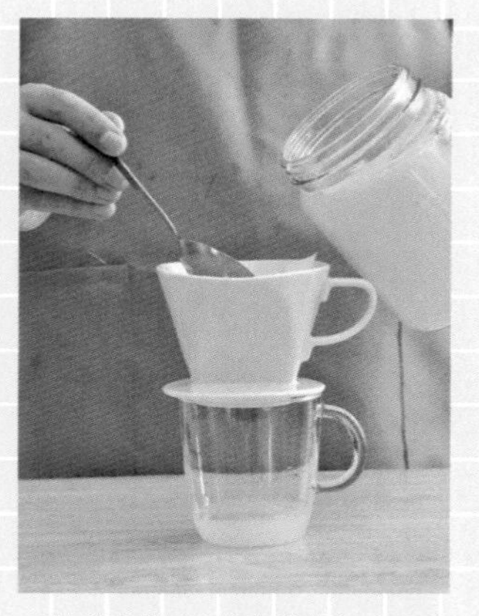

●利用棉布袋或咖啡濾紙，就可以過濾出最天然的原味酸奶酪。

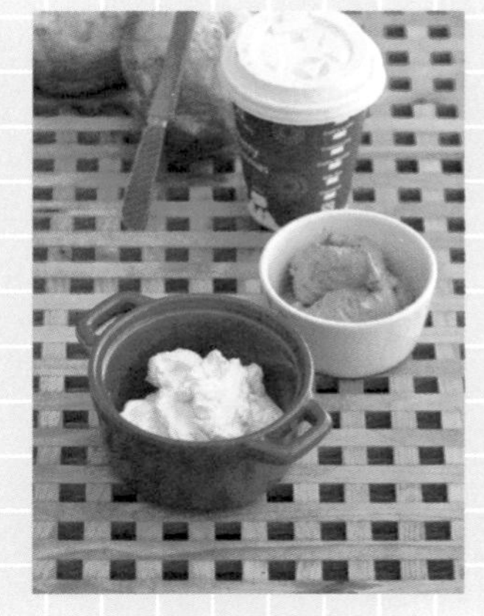

●原味酸奶酪及可可酸奶酪。

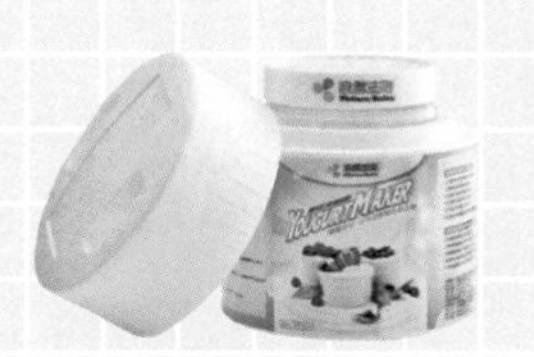

●優格生成器。

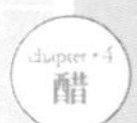

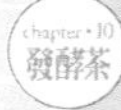

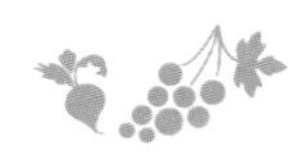

豆乳的營養價值不輸給牛乳

在過去生活貧困的年代，牛奶中的高營養、高蛋白和脂肪酸可以幫助身體補充養分，然而到了不虞匱乏的現代社會，高蛋白、高營養的飲食，反而造成不少慢性病，因此，乳製品中的「豆乳」反而成了比較好的選擇。

許多國家都相繼發現，大豆發酵後生成的豆漿優酪乳、豆漿優格和豆漿奶酪等，功效不輸給牛奶優酪乳。很多醫療機構更指出，大豆發酵之後會有很多好處，透過ABLS菌（嗜乳酸桿菌、比菲德氏菌、保加利亞乳酸桿菌、嗜熱鏈球菌）等不同的發酵菌種，可以拿來發酵無糖豆漿，會產生對人體有益的物質。

ABLS菌的意義：

A菌：Lactobacillus acidophilus 嗜乳酸桿菌

B菌：Bifidobacterium longum 比菲德氏菌

L菌：Lactobacillus bulgaricus 保加利亞乳酸桿菌

S菌：Streptococcus thermophilus 嗜熱鏈球菌

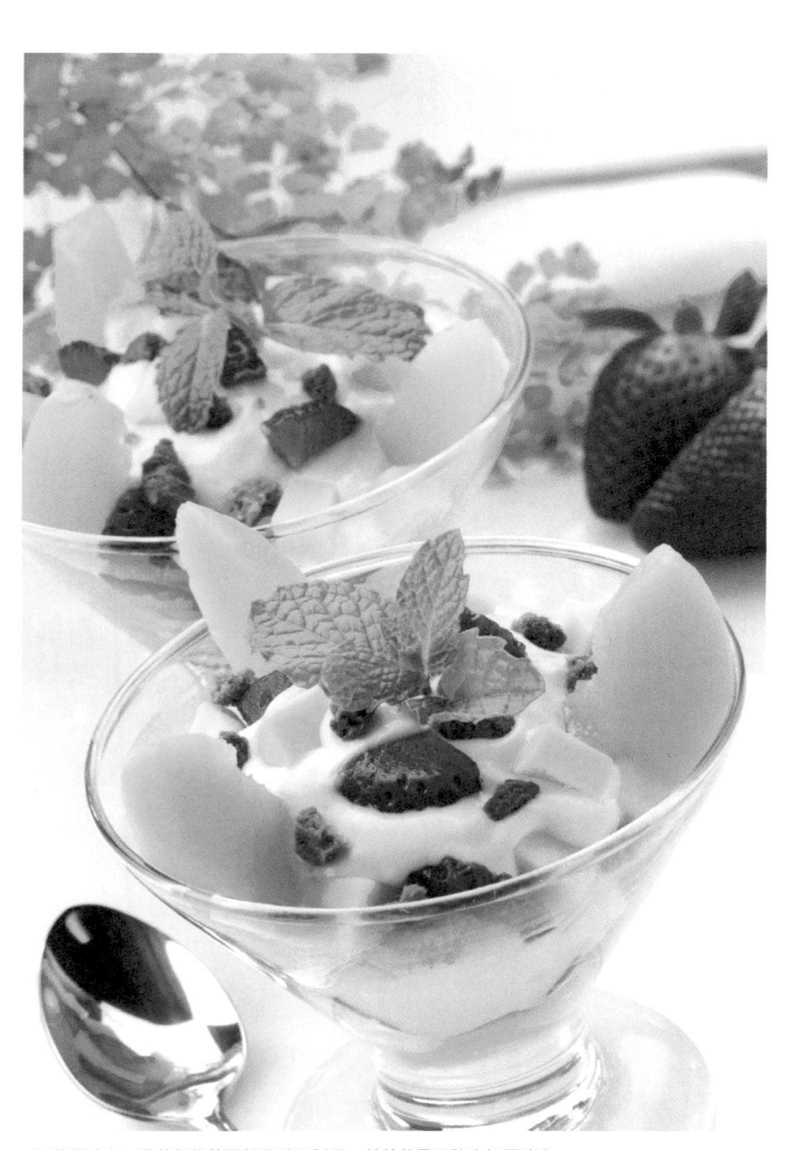

●豆漿優酪乳、豆漿優格等豆類發酵乳製品，營養效果更勝牛奶優酪乳。

豆類發酵益處多

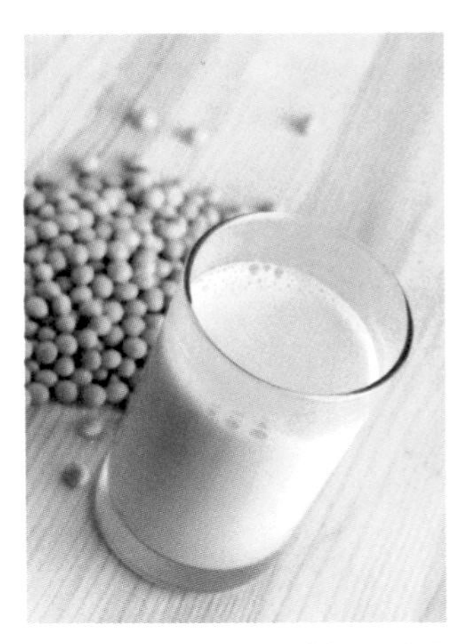

● 豆類發酵成優酪乳後，減少了原本豆漿的豆臭味。

原本豆漿、豆奶所具有的獨特「豆臭味」，是一些西方人不能接受的，經過乳酸菌發酵之後，脂肪氧化物質卻會降低這種豆臭味，使其變得更為大眾所喜愛。

黃豆是很好的植物性蛋白質來源。黃豆浸泡之後磨成豆漿，再經過十二小時乳酸菌發酵之後，大部分的蛋白質都被分解，分子量也會逐漸縮小，而當大分子的蛋白質分解成小分子的氨基酸後，可增加消化吸收的效率。這些生態物質具有抑制血管增壓素轉換酶的活性，可以降低血壓，預防心血管疾病。

大豆中有豐富的醣類物質，例如寡醣，由於人體沒辦法分解多醣類纖維素，進入腸道內會受到腸內菌的分解而產生氣體，所以吃黃豆製品很容易有脹氣的現象。目前醫學已證實，把豆類製品包括豆漿發酵後，很多多醣類物質會被分解，減少吃豆子消化不良的脹氣。

至於黃豆中所含的植物性雌激素「異黃酮素」，對婦女也很有幫助。如果提高婦女體內的植物性異黃酮，可以減輕更年期的症狀，降低停經後心血管疾病增加的風險。

停經後的婦女以異黃酮素來取代雌激素，可以明顯降低血清中總膽固醇的濃度，阻止癌細胞增生。異黃酮素也是非常好的抗氧化物質，可清除體內過多的活性氧，抑制自由基的連鎖反應，預防腫瘤的發生。

更有利的是，目前有研究發現，黃豆製品中所含的異黃酮素，是不容易被人體吸收的安定型異黃酮，但是經過乳酸菌發酵後，會轉換成游離性的異黃酮素，人體比較容易吸收，可以提高保健的功效，預防心血管疾病。

豆類發酵後，健康功效更高

豆類	過程	健康功效
黃豆、黑豆、埃及豆	浸泡→磨成豆漿→發酵二十四小時→大分子蛋白質分解為小分子氨基酸→增加吸收、消化	促進消化吸收 改善腸相 降低血壓 預防心血管疾病
黃豆、黑豆	原本含安定型異黃酮素，人體不易吸收→乳酸菌發酵	變成游離性異黃酮素，人體好吸收
黃豆、黑豆	提高四到八倍異黃酮的吸收效能→增加婦女體內的植物性異黃酮素	減輕婦女的更年期症狀 降低停經後罹患心血管疾病的風險，阻止癌細胞增生，預防腫瘤
黃豆、黑豆、埃及豆	豆漿發酵→豆漿優酪乳→多醣類物質被分解為小分子	減少直接吃豆類食物所引起的脹氣、消化不良

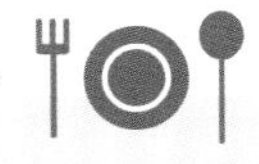

德國巴德維博士的亞麻仁油療法

亞麻仁油富含 Omaga 3，可與優酪乳一起食用

亞麻仁油療法是由德國著名的生化學家巴德維博士（Dr. Johanna Budwig）提出的，她是歐洲研究油脂與營養的權威機構研究主持人，曾多次獲得諾貝爾獎提名。

巴德維博士經過研究發現，健康的人擁有較高的 Omaga 3，而 Omaga 3 是人體不可或缺的必需脂肪酸。同時她也發現，最好的脂肪酸來自含有大量 Omaga 3 與豐富的不飽和脂肪酸的「亞麻仁油」（Flax seed）。

她特別推崇亞麻仁油是天然又珍貴的抗氧化物。人們為了要長期保存這種不飽和油，而將它氫化加工，卻也將油中最珍貴也最具能量的電子群破壞殆盡了！巴德維博士比喻這種油如同沒有電的電池，是死油（假油），長期吃了當然會生病。

巴德維博士從研究中發現，癌細胞裡沒有 Omaga 3 的不飽和脂肪酸及氧氣，而驗證了癌症的發生與缺乏

Omaga 3 不飽和脂肪酸有關。所以，她給予病人富含 Omaga 3 的亞麻仁油，加上夸克（quark，一種含有優良蛋白質的物質，類似起司、優酪乳），使亞麻仁油得以溶於水，能快速吸收並進入毛細孔，將人體內不需要的油脂清除後，使病情有明顯的改善。

此外，她也發現人體健康與陽光密不可分，如果人體含有平衡的油脂與蛋白質，就會產生磁場，而能攝取陽光中的「電子」，打開疾病治療之門。

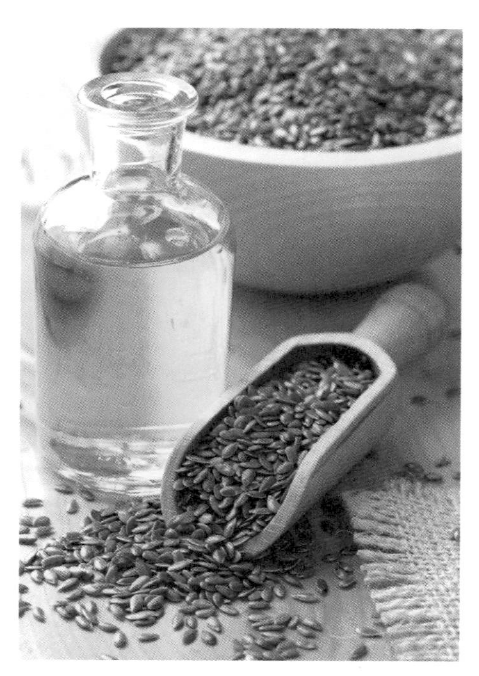

●亞麻仁油含有最好的脂肪酸，是極天然的抗氧化物。

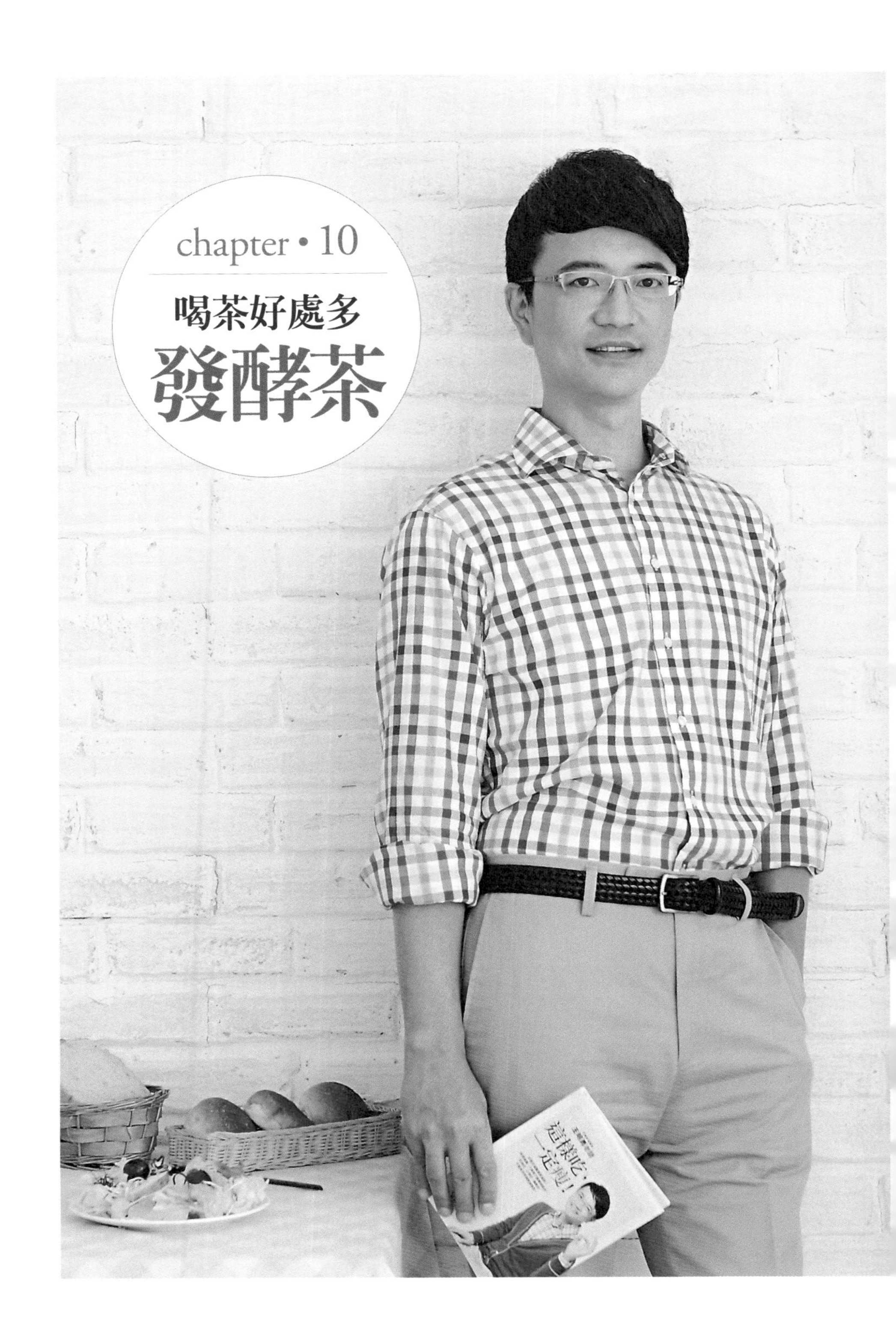
chapter • 10
喝茶好處多
發酵茶

茶葉的發酵和營養密不可分

自古以來，茶被認為是最好的保健飲料之一。現代科學已證實茶的多酚類成分具有抗自由基、抗氧化的功能，此外，還包含維生素C、β胡蘿蔔素、兒茶素，可以保護細胞膜結構，延緩衰老及預防疾病。

從未發酵茶到後發酵茶

中國人飲茶有數千年歷史；而茶葉從中國傳入日本後，也形成了獨特的東瀛茶道文化。

在古書裡有很多關於茶的記載，一開始是做為藥材，直到西漢初期，才漸漸轉為日常飲料，也是保健飲品之一。

自古以來，便有許多飲茶功效的記載。古書《神農本草》提到:「神農嘗百草，日遇七十二毒，得茶而解之。」《本草綱目》當中也記載:「味苦甘，微寒無毒，利小便，去痰熱，止渴，令人少眠，有力悅志，下氣消食。」顯示茶葉中有相當多機能保健的成分。

茶是多年生、木本常綠的植物，可以連續採摘嫩芽。以葉片和生長特性來看，目前茶樹的主要品種可以分為兩大類：一是中國型茶葉，特性是擁有小葉片的耐寒型灌木；另一種是阿薩母型茶葉，類似紅茶，屬於大型葉片而不耐寒的高大喬木。

茶葉的種類繁多，根據製造過程及品質不同，可區分為六大類：綠茶、黃茶、白茶、清茶（也稱烏龍茶）、紅茶、黑茶（普洱茶）。

行政院農委會茶業改良廠，根據茶葉的製造方法、過程，以及其中兒茶素的總含量，將台灣產製的茶葉訂定了發酵成分的標準，分為以下四種：

未發酵茶

如綠茶、煎茶、龍井、碧螺春、眉茶、珠茶、玉露茶等。

依照殺青的方式不同，未發酵茶又可分為炒青綠茶和蒸青綠茶。

1. 炒青綠茶：以短時間高溫來破壞酵素活性，抑制茶葉發酵來保持鮮綠色，並且減少多餘的水分，使其方便揉捻成形及保存，以龍井茶最具代表性。

2. 蒸青綠茶：為抑制酵素的氧化作用，掌握「高溫短時」的關鍵。以煎茶、番茶最具代表性。

部分／半發酵茶

1. 輕度發酵：發酵度在百分之十左右的白茶類，如：文山包種茶、香片、白毫銀針、花茶、茉莉茶和高山烏龍茶等。

2. 中度發酵：發酵度在百分之三十至四十左右，如：凍頂烏龍茶、鐵觀音和武夷茶。

3. 重度發酵：發酵度在百分之七十五左右，如：白毫烏龍茶（即椪風茶，亦稱「東方美人茶」）。

全發酵茶

發酵度在百分之百，所有紅茶的茶種都包括在內，如：阿薩姆紅茶、大吉嶺紅茶、錫蘭紅茶、魚池紅茶和蜜香紅茶。

後發酵茶

茶葉發酵後，再進一步繁殖黑黴菌而進行微生物發酵，稱為「後發酵茶」，統稱為普洱茶，也叫做黑茶，是中國特有的茶類。

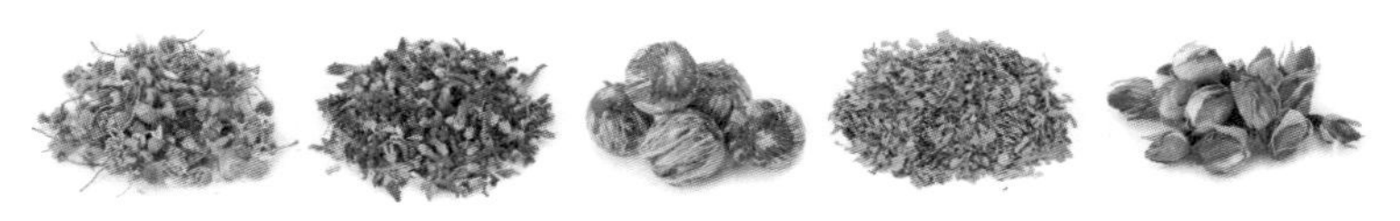

●花茶屬於輕度發酵茶類。

發酵程度不同，香氣和營養也不同

微妙的發酵過程

茶葉從採摘、萎凋、殺青到揉捻的發酵過程中，因為酵素的作用而產生不同的香氣和香味，所以沖泡出來的茶湯和色澤都不同。

像烏龍茶當中的包種茶是發酵程度比較輕的茶類，茶中的兒茶素僅被氧化百分之二十，所以外觀碧綠，茶湯呈現淡淡的蜜綠色，口感則有淡淡的花香，屬於發酵茶中的半發酵類。台灣特有的椪風茶（或膨風茶）又名白毫烏龍茶，是部分發酵茶中，發酵度最深的一種接近紅茶，其中兒茶素約百分之五十至六十，因產生獨特的蜜香風味，所以深受西方國家飲茶人士的歡迎，也叫東方美人茶。東方美人茶獨特的熟果香和蜂蜜香氣，據說來自小綠葉蟬的叮咬而產生，因此茶園若要吸引小綠葉蟬群聚，絕對不能噴灑任何農藥，所以有蟲害的東方美人茶才是最高級的極品。

發酵茶與未發酵茶最大的差異，在於發酵茶是茶葉採摘之後，在製作過程中因為茶葉組織破裂、細胞互相混合，茶葉中的氧化酵素引起自然發酵，而產生了不同的風味和營養素變化。未發酵茶則是在發酵之前先炒過或蒸過，利用高溫破壞酵素，留下葉綠素，使茶葉中的氧化酵素利用高溫達到抑制酵素的作用，因而叫做未發酵茶。

喝茶好處多多

1. 茶有抗菌、抗病毒的作用，茶葉中的兒茶素已被證實對於人體的病原菌（如大腸桿菌）有抑制作用。此外，兒茶素有助於去除口腔的異味，還能抑制尿激酶（一種會促進癌症細胞生長的蛋白質）分泌，對抗癌有正面的幫助。兒茶素也可以抵抗輻射及紫外線，預防因紫外線引起的皮膚老化、退化，甚至皮膚癌。

2. 茶葉中含有氟，可以減少牙齒的琺瑯質被酸侵蝕、防止蛀牙；兒茶素也可以減少牙菌斑生成，達到抑菌功用。

3. 茶葉有抗發炎的作用，對於發炎性疾病有正面功效。

4. 茶葉對於防止心血管疾病發生有非常多的益處，可以降血脂、降低膽固醇、改善動脈硬化及預防血栓等。

5. 可改善皮脂腺分泌過剩、青春痘和粉刺等問題。

6. 飲用熱紅茶等全發酵茶，可促進體內的水分代謝、消除浮腫，改善手腳冰冷的情況，並且達到「油切」作用，幫助阻止體脂肪的累積。

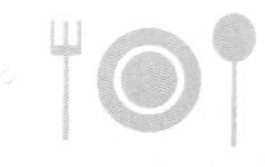

普洱茶是中國的特有茶類

普洱茶最早是從雲南發跡，透過空氣中的溫度、濕度，加上時間陳化，達到一定比例滲透水氣，讓茶葉中的有機質轉換發酵，慢慢將新茶的刺激味退化，形成有一些黴臭味的獨特風味。早期普洱茶的味道不被認同，但近年來反而物以稀為貴，價格非常高。

普洱茶的三種製成法

1. 普洱生茶：

茶葉自樹上採摘下來後，當它還是青綠狀態時便直接加工、緊壓成塊狀，再經過多年的陳放而成為普洱老茶。然而無論這茶將來有多老，以這種方式製成的，在習慣上都稱為「生茶」，其中，以雲南散茶較為普遍。

2. 普洱熟茶：

經過重要的後發酵「渥堆」過程，物質豐富，茶氣猛烈而苦澀，必須長放陳化後，口感才變得較順。「渥堆」這種發酵過程需要在有相當濕度的環境下，進行堆積與保溫，是一種很特殊的製成方式。原理是利用濕熱的作用，在茶葉加上一定的水分和氧氣、給予一定的熱量，而讓茶葉中的根黴菌與麴菌繁殖發酵，形成黑褐色，並且散發出類似黴臭味的獨特風味。

3. 後加工普洱茶：

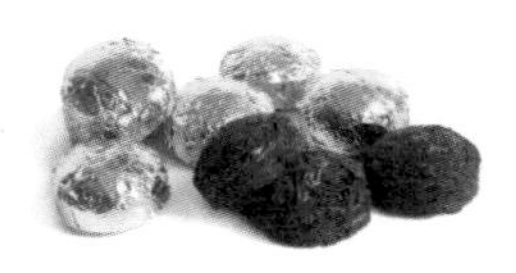

●包裝像巧克力般精緻的迷你普洱茶餅。

把茶葉放入人為控制濕度的倉庫加以處理，以人工環境加速新綠茶的陳化。根據茶葉遇潮即加速陳變的原理，讓新茶快速陳化，以供應市場需求。

後加工普洱茶的陳化時間至少需四年，時間越久，越陳越香。這四年中可再分為幾個階段：先放在密不透風的地窖至少約三年，當中每三個月要在茶餅上灑水，或用濕麻布覆蓋，並且翻倉一次，以免茶餅霉變；三年期滿，再將茶餅移到乾爽通風的倉庫存放，稱為「堆倉」，讓潮濕的茶餅自然乾燥退去霉味；接著至少要再放一年，才可以販售。

普洱茶的四大挑選要訣

近十幾年來，普洱茶文化在兩岸越來越受喜愛，經過醫學證明，普洱茶對人體健康也有益處。由於發酵的環境好壞是影響普洱茶口感的關鍵，因此在挑選上，要注意這些要訣：

1. 先聞其味，應該陳而不霉：

不管生熟、新舊、好壞、價格高低，一定要先聞普洱茶的味道，因為在陳化數年之後，一定會有陳年老味，但不應該會產生「霉味」。若有霉味，表示存放空間受潮、不通風。沒有霉味的茶即使放一百年也沒關係，若有霉味就表示茶質已經變壞了，對健康是有負面影響的。

2. 沖泡，觀看茶色、茶味：

一般新製的生茶沖泡時，新鮮而富有彈性，顏色為淡黃色，入口略帶苦澀味。越陳年的普洱茶，茶湯顏色應該由淡黃色轉為琥珀色或棗紅色，放得越久，茶氣就越香越濃，會略帶一點類似油光的茶氣（或稱為「茶霧」），但不會變成黑色，也不會帶有霉味。年代越久的熟茶，在口中的苦澀味越不明顯，茶質也越醇、越好入口。

3. 注意茶氣及茶香：

普洱茶泡好後，不妨聞一下沖泡的氣味，感覺清香舒服的狀態，並藉此判斷氧化時間的長短及茶本身的存放環境。

4. 留意存放的位置：

販售普洱茶的地方，應該要乾淨、通風，並且不潮濕。買回家後也要注意存放的位置，必須通風，且濕氣不可過重，讓普洱茶繼續慢慢地陳化、發酵。

真正好喝的普洱茶並非三、五年可成，經常是存放數十年，甚至上百年，真的是越陳越香、越放越貴！

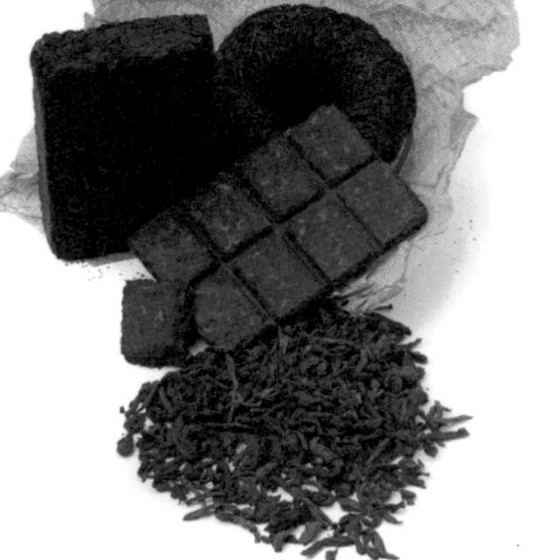

●普洱茶餅的形狀也有不同變化，有常見的圓形，也有方形的。

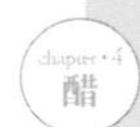

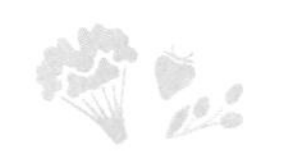

紅茶與綠茶各有優缺點

在發酵茶中，最有名的就是紅茶，包括阿薩姆紅茶、伯爵紅茶等。

很多人會問：「喝紅茶好？還是喝綠茶好？」

紅茶的製法是將茶葉切碎、破壞細胞之後，釋放酵素引起發酵，而產生獨特的香氣及顏色。紅茶的特殊之處在於製作過程中，其萎凋的程度最高，而茶青中原有的多酚類化合物在發酵後，會生成茶黃素、茶紅素等有色物質，使得紅茶呈現琥珀般的深褐色。

這也成為紅茶與綠茶的主要差異：綠茶中含量最多的就是茶多酚，也稱為兒茶素；而紅茶中的茶黃素、茶紅素，則是透過發酵過程中氧化而來。

空腹時喝綠茶，容易覺得胃不舒服，這是因為兒茶素對胃部具有刺激性及收斂性。紅茶比較沒有這個問題，因為紅茶是經過烘製發酵而成，兒茶素的含量會減少，對胃部的刺激也相對地減少。

從中醫的理論來看，紅茶烘焙後，從寒涼轉為溫熱，所以不僅不會傷胃，還會養胃、促進消化。但紅茶最好溫熱喝，不要放涼，才具有暖胃的效果，特別是身體虛寒、手腳冰涼的人，在秋冬季節很適合喝紅茶。

要注意的是，茶雖然是養生、保健的飲品，但也不是每個人都適合喝茶，尤其腎臟功能不佳或腸胃不好的人，不宜空腹飲茶。兒童、孕婦、正在吃藥的人或是心血管疾病患者，都不能喝過度的濃茶，以防產生過度的刺激性。

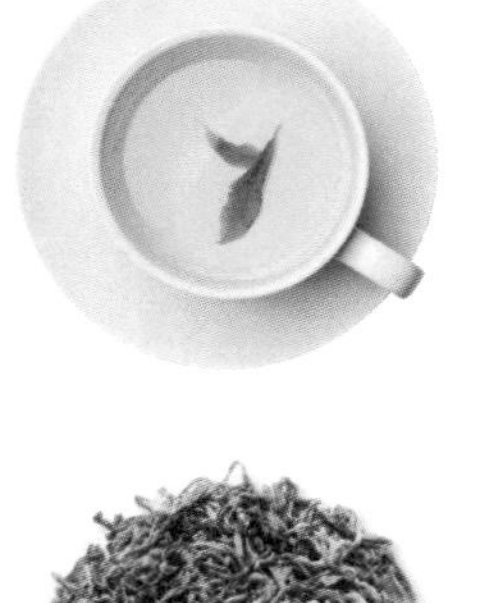

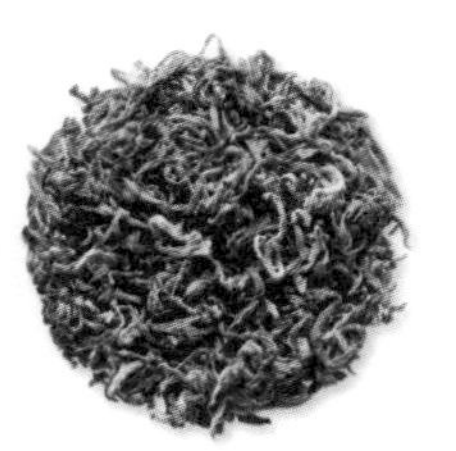

●由左而右為香片、阿薩姆紅茶、綠茶，各有獨特的茶湯顏色和香氣。

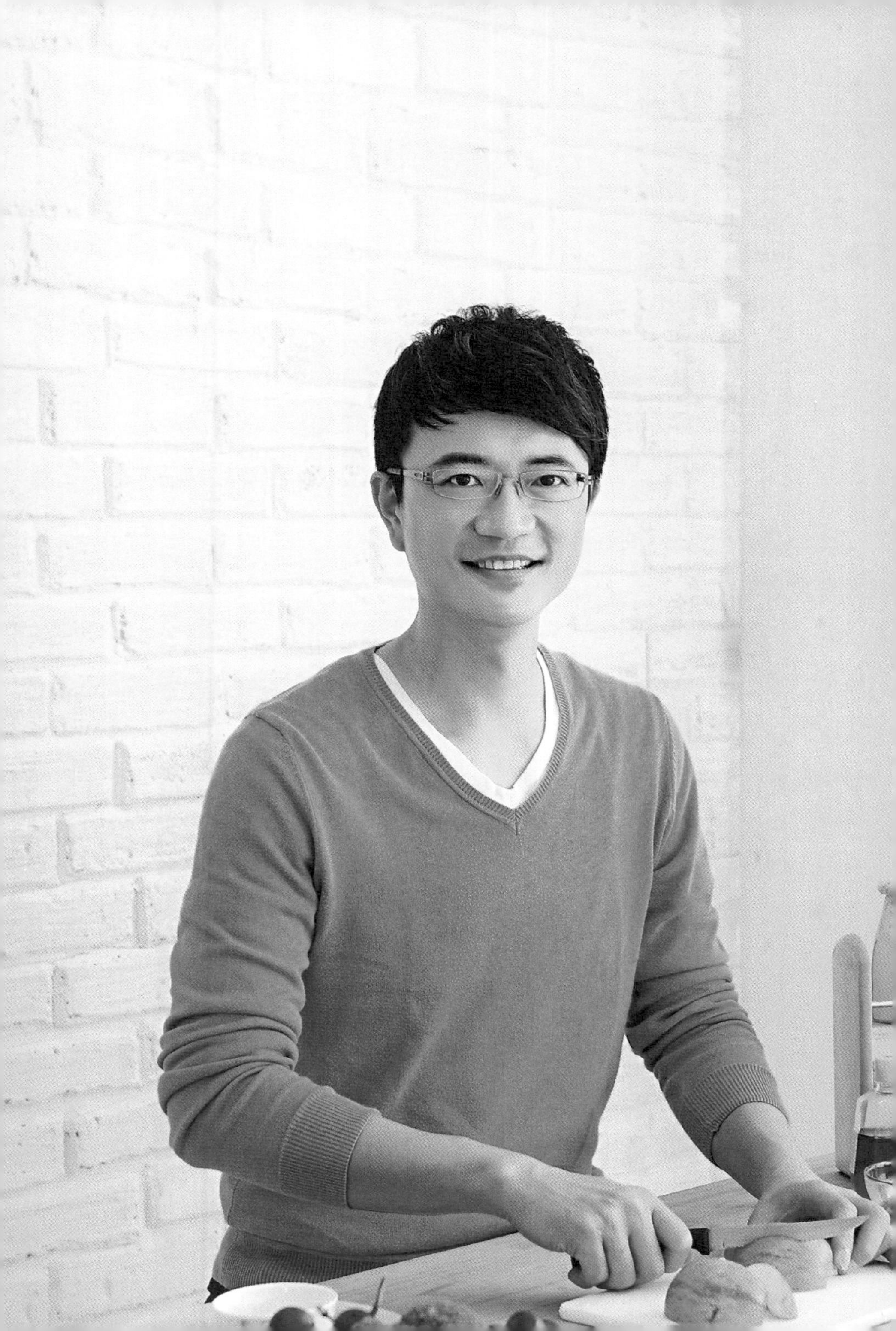

PART 2

輕鬆上手、美味入口

元氣發酵食譜24道

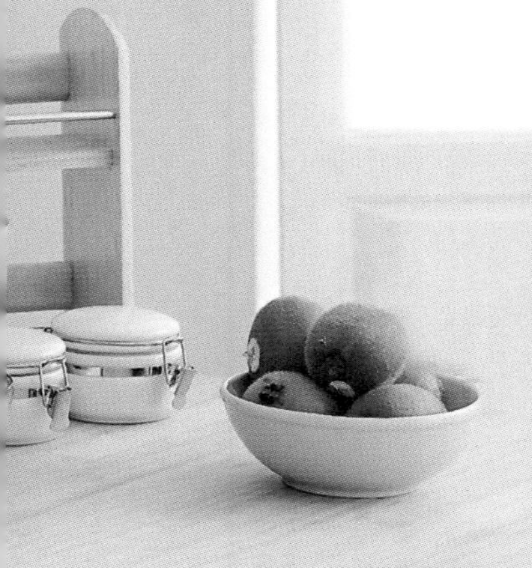

酵素食譜

酵素雞尾酒

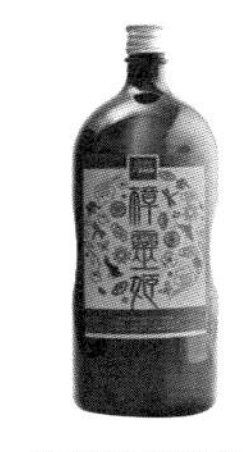
●液體綜合酵素。

材料：

液體綜合酵素約 100c.c.（或 100c.c. 葡萄酒）、蘋果 1 顆、奇異果 2 顆、柳丁 1 顆、西瓜 1 片、葡萄 10 粒、果寡糖 1 匙、冰塊少許

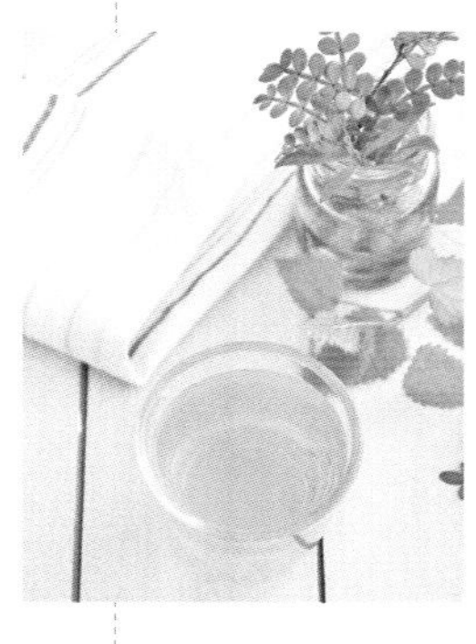
●色澤金黃的酵素是生命的泉源。

做法：

1. 將蘋果、奇異果、柳丁、西瓜洗淨去皮後切成丁狀，葡萄對半切。
2. 準備液體綜合酵素 100c.c. 加入 1000c.c. 的冷開水中，稀釋為雞尾酒基底液（也可以加入 100c.c. 葡萄酒）。
3. 將所有切好的水果、果寡糖及少許冰塊，一起加入酵素基底液中即可。

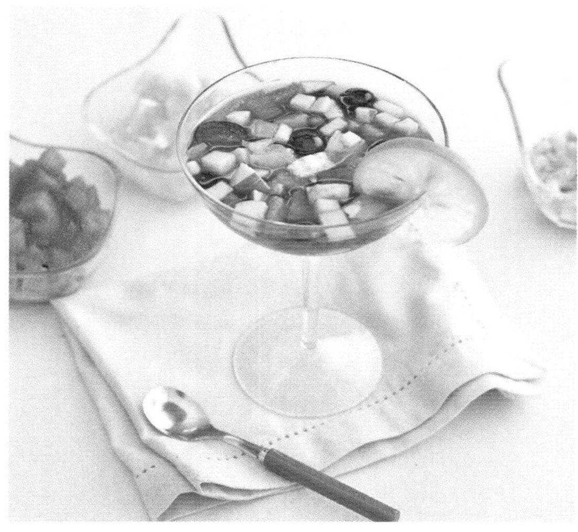

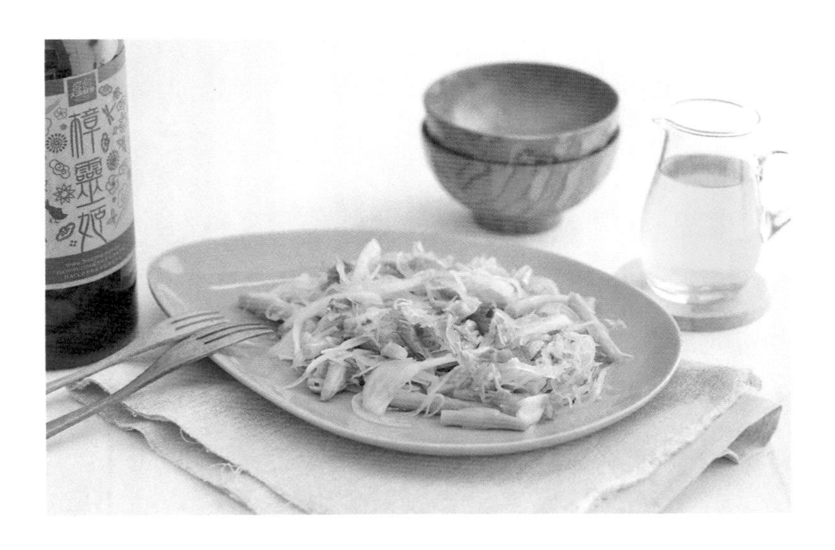

酵素木瓜沙拉

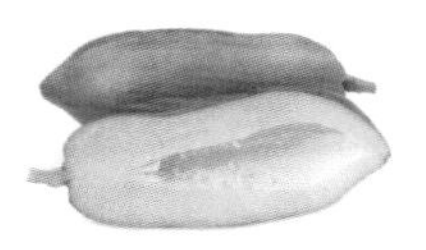

●青木瓜。

材料：

液體綜合酵素約 80c.c.、青木瓜半顆、洋蔥半顆、四季豆數根、香菜少許、檸檬 1 個、去皮花生少許、海鹽 1 小匙

做法：

1. 將青木瓜、洋蔥洗淨去皮後，刨絲，泡冰水備用。
2. 將四季豆洗淨，切成長條狀後，汆燙備用。
3. 將香菜洗淨後切碎，加入檸檬汁、海鹽及液體綜合酵素調勻成醬汁。
4. 最後將青木瓜、洋蔥、四季豆及醬汁拌勻，撒上花生即可食用。

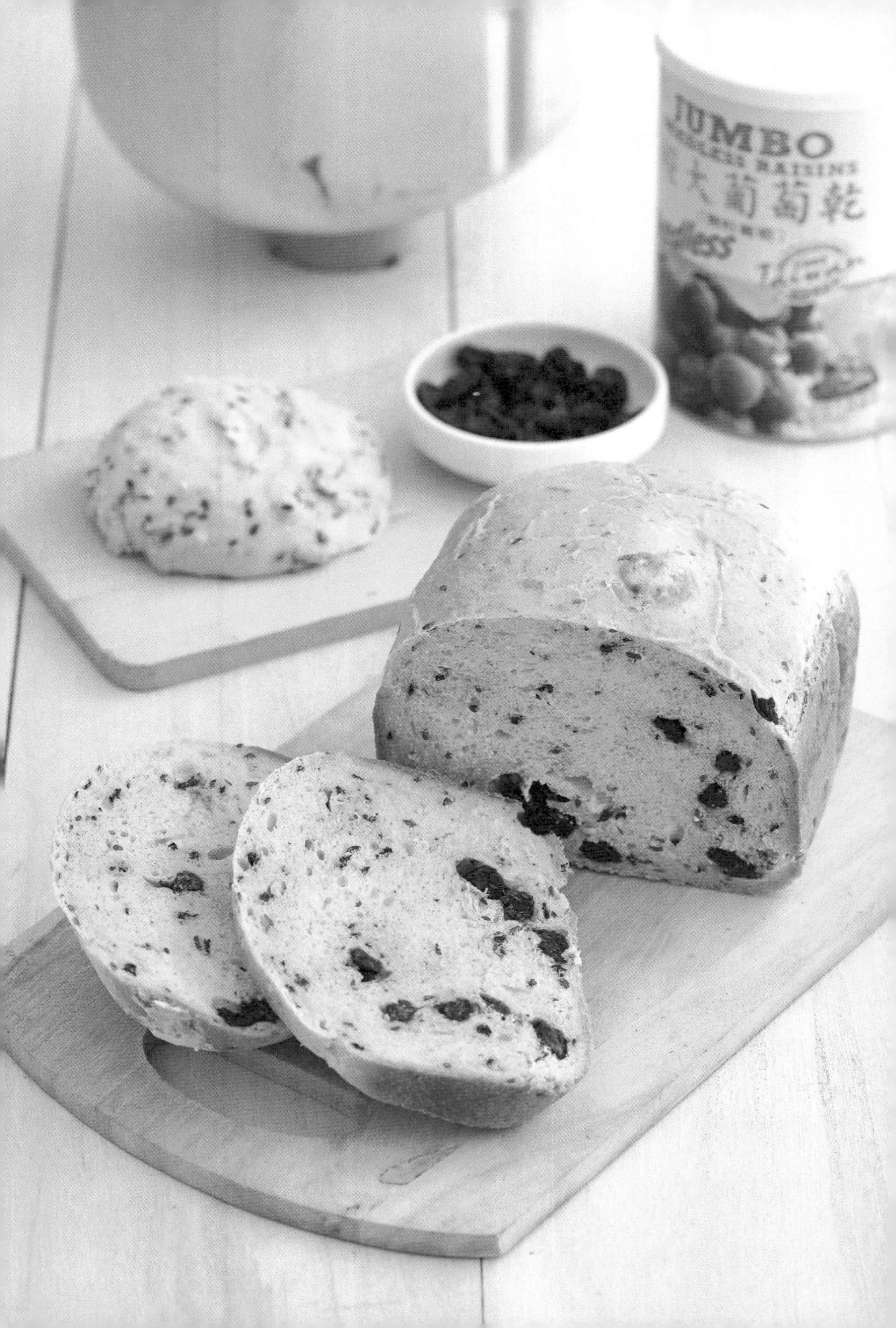
JUMBO
RAISINS
大葡萄乾

麵包機DIY
天然酵母吐司

材料：

高筋麵粉450g、自行培養好的天然酵母150-200g（麵粉的1/4重量）、水或鮮奶300c.c.、原色冰糖20g、手工海鹽或高山岩鹽3g、植物油（鮮奶油或橄欖油）30g

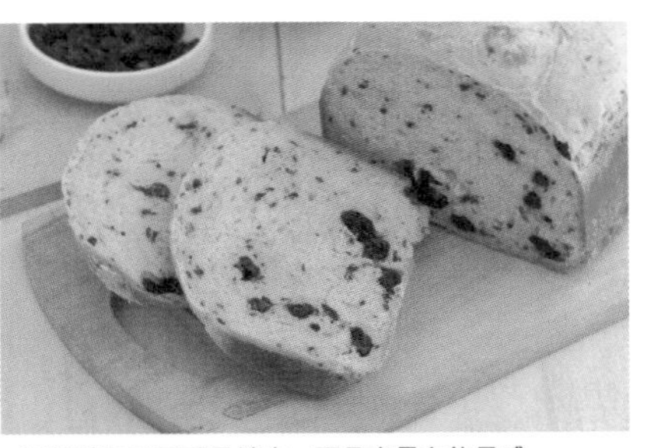

●天然酵母吐司不只健康，而且容易有飽足感。

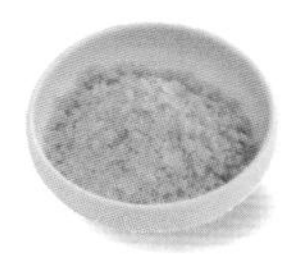

●原色冰糖。

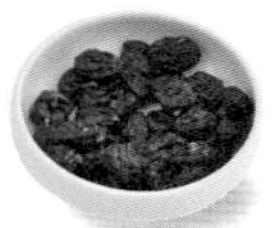

●葡萄乾是很好的天然酵母製作原料。

做法：

把上述材料直接放進自動麵包機內，再將機器功能設定為製成饅頭或吐司即可。

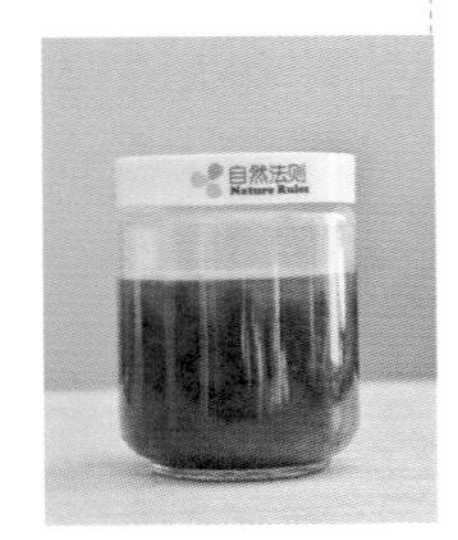

●培養好的天然酵母液。

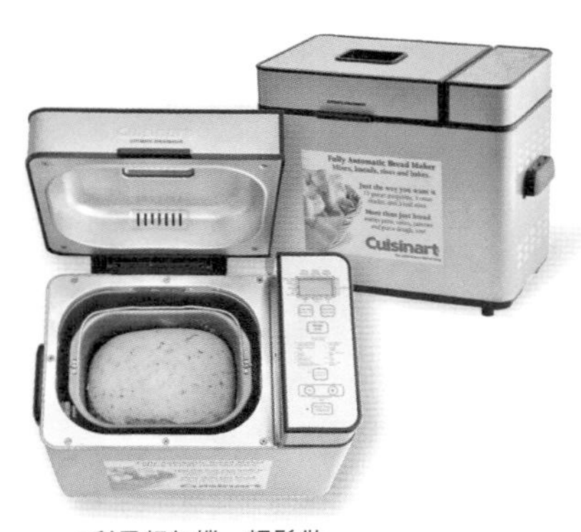

●利用麵包機，輕鬆做好天然酵母吐司。

手感酵母食譜

烤箱DIY
天然酵母麵包

材料：

- 準備與「麵包機 DIY 天然酵母吐司」相同的材料：高筋麵粉 450g、自行培養好的天然酵母 150-200g（麵粉的 1/4 重量）、水或鮮奶 300c.c.、原色冰糖 20g、手工海鹽或高山岩鹽 3g、植物油（鮮奶油或橄欖油）30g
- 另備米糠粉、芝麻粉或亞麻仁籽粉 50g
- 依個人喜好，可準備適量的果乾或堅果

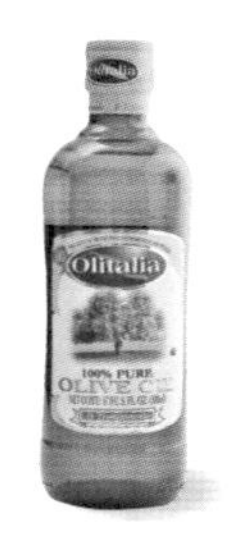

●用橄欖油等植物油較好。

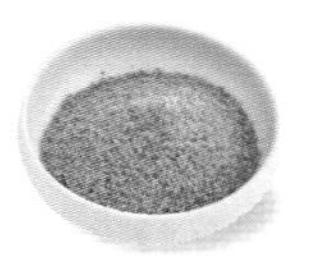

●亞麻仁籽粉。

做法：

1. 將所有材料一起放入盆內，攪拌至光滑不黏手的程度。做第一次發酵約二至三小時。
2. 麵糰分成適當大小，整成橄欖形（此時可以加入喜好的果乾或堅果），放到烤盤上。
3. 將烤盤放溫暖無風處，使麵糰發酵到兩倍大。有控溫時約一小時（依室溫不同，時間也會稍有差異），沒控溫的話需要較長時間。記得不要讓麵糰表面乾掉，若濕度較低，可噴數次霧狀水保濕。
4. 發酵完成後，表面劃三條線，在麵糰表面撒上少許麵粉防表面烤焦。
5. 將烤箱預熱至 220℃，把麵糰放進烤箱，以 220℃烤約三十至三十五分鐘。記得準備一瓶噴水罐（內裝溫水），麵糰放入烤箱後的前十分鐘，每分鐘朝烤箱噴數次水，這樣烤出來的麵包表面香脆好吃。

王老師的小叮嚀：

若以 300g 高筋麵粉加 150g 全麥麵粉，即可製成全麥吐司、麵包。

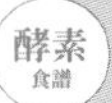
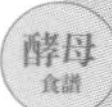
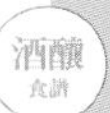

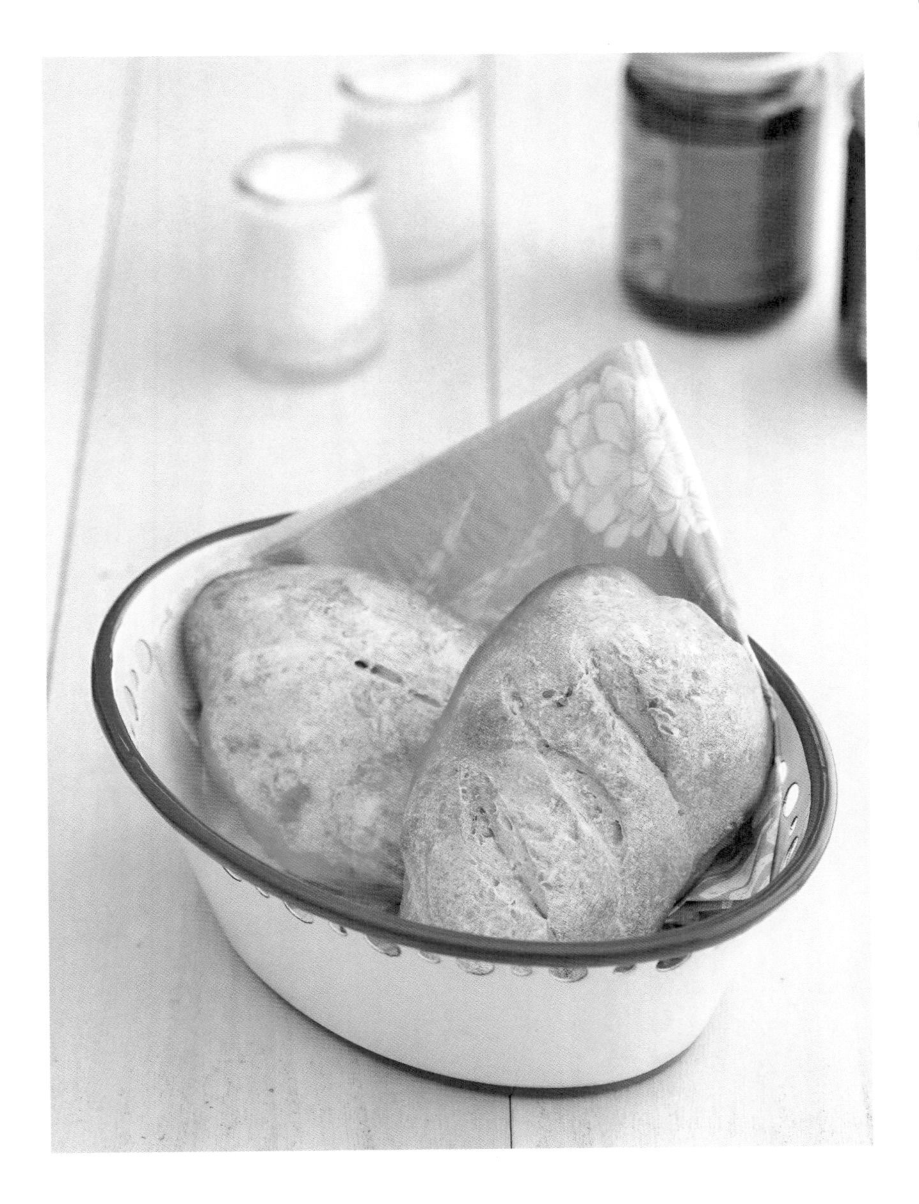

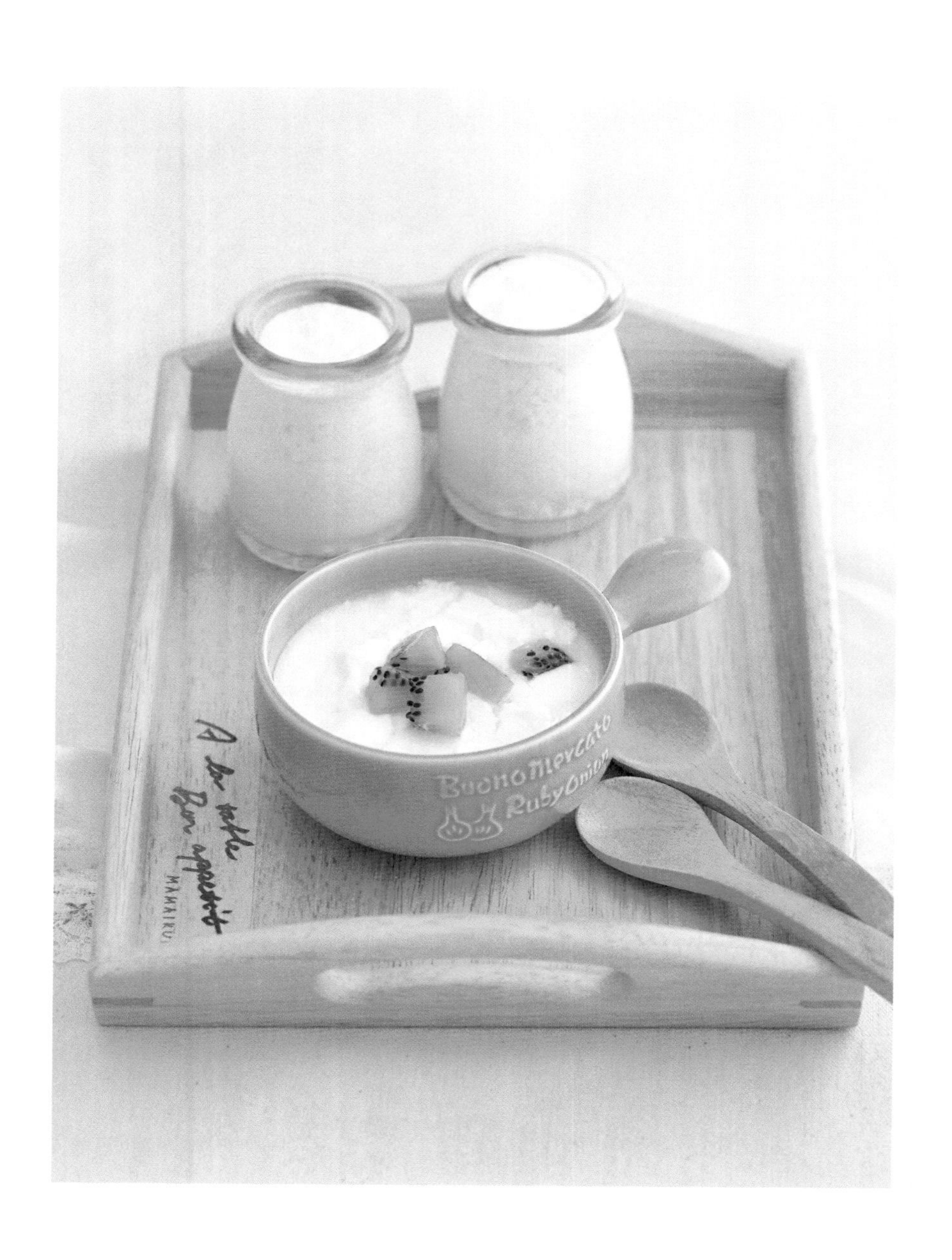
BuonoMercato
RubyOnion

濃郁酒釀食譜

酒釀鮮奶酪

材料：

準備全脂鮮奶 1 杯（250g），
果寡糖 1 大匙（10g），
酒釀 1 大匙（20g）

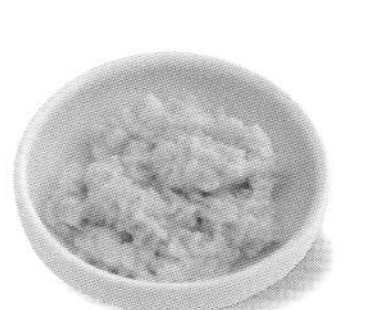

●酒釀。

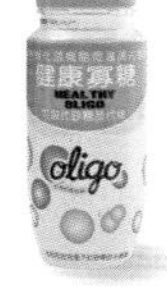

●果寡糖。

做法：

1. 牛奶加熱到微溫 40℃（和人的體溫差不多）。
2. 加入果寡糖和酒釀，攪拌到果寡糖溶化為止。
3. 放在保溫容器裡，約二至四小時即凝結。
4. 冰涼後即可享用。

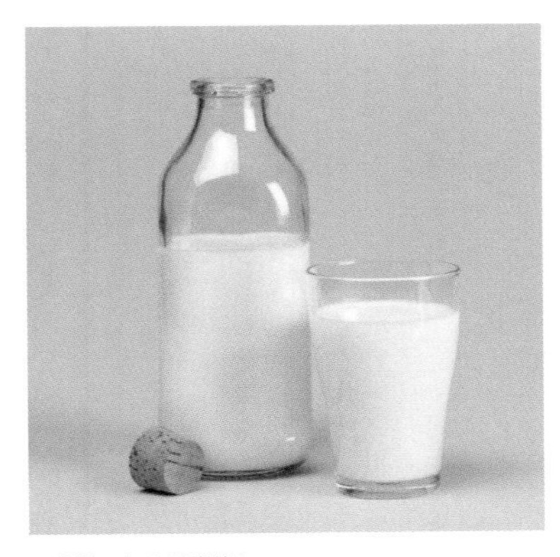

●準備一杯全脂鮮奶。

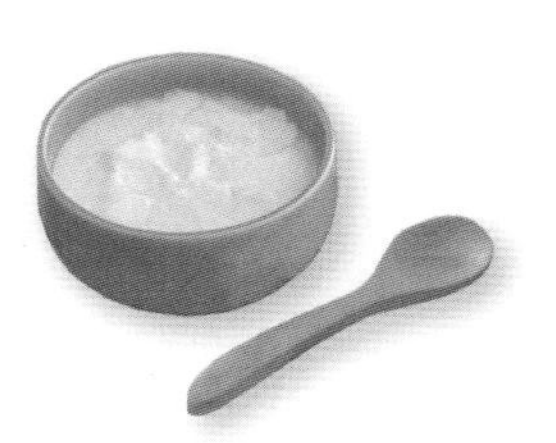

●酒釀鮮奶酪可以這樣單獨吃，也可視個人喜好搭配水果，更添風味。

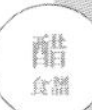

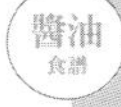

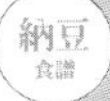

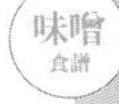

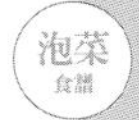

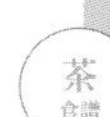

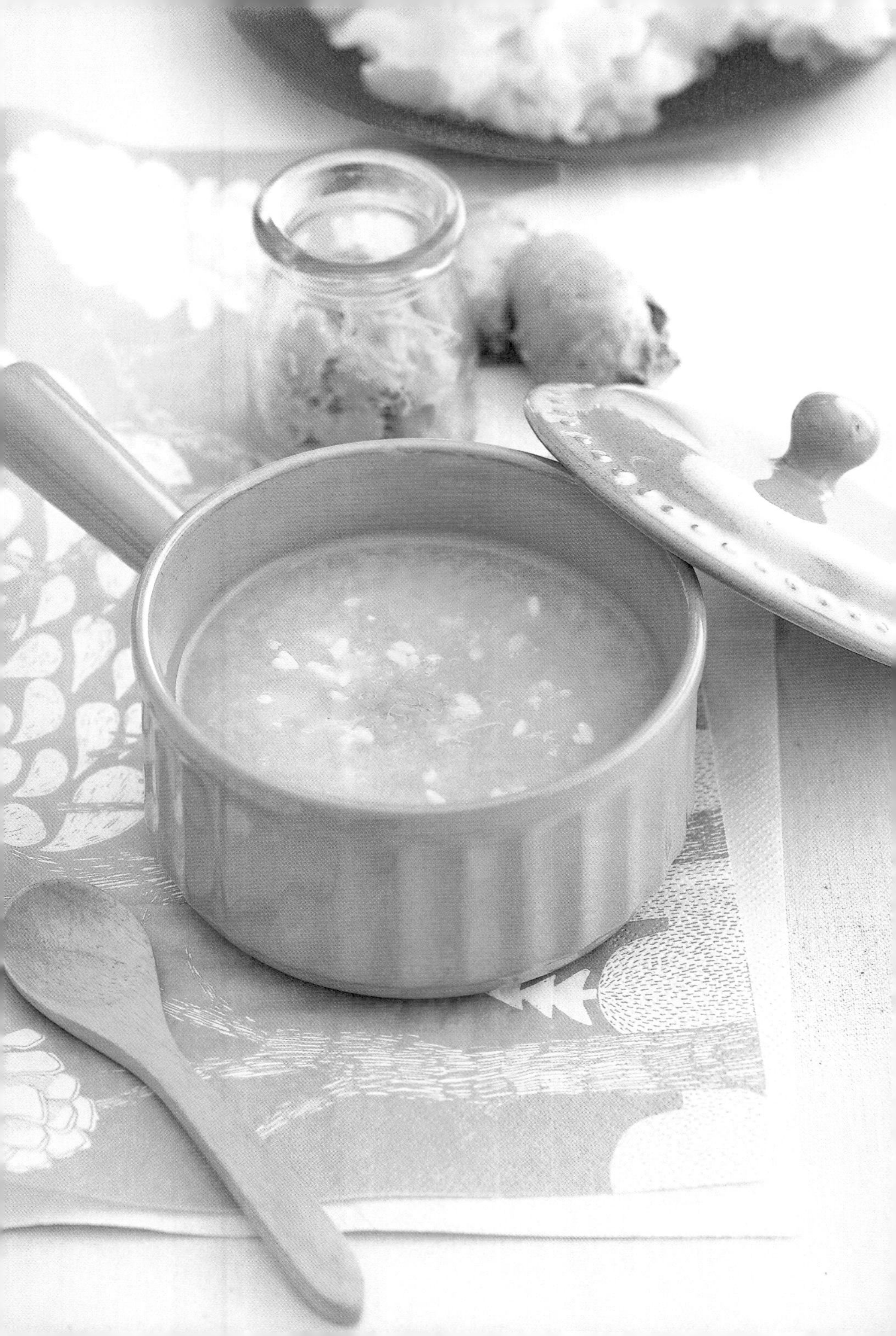

濃郁酒釀食譜

薑汁酒釀銀耳

材料：

新鮮白木耳 1 朵或乾燥白木耳 25g，酒釀 1 大匙，老薑 1 塊，原色冰糖少許

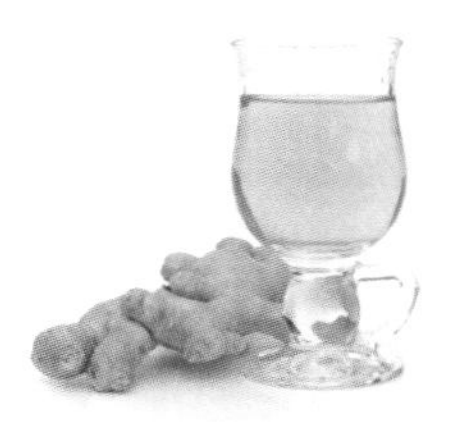

●老薑打成汁，拌入酒釀吃，美味又營養。

做法：

1. 將新鮮白木耳洗淨（或乾燥白木耳泡水十分鐘，等到變軟），再用剪刀剪掉底部黃黃的蒂頭，如果有點腥味，多用水沖洗幾次。
2. 把白木耳放入果汁機稍微打碎，讓它口感像燕窩。另將老薑打碎、榨汁。
3. 將果汁機裡的白木耳倒入鍋內，加入水（約淹過白木耳即可），放入電鍋，外鍋放二杯水，約煮三十分鐘。
4. 煮好的白木耳，就可以直接把酒釀及薑汁拌進去吃，甜味不足的話可以加入少許原色冰糖。

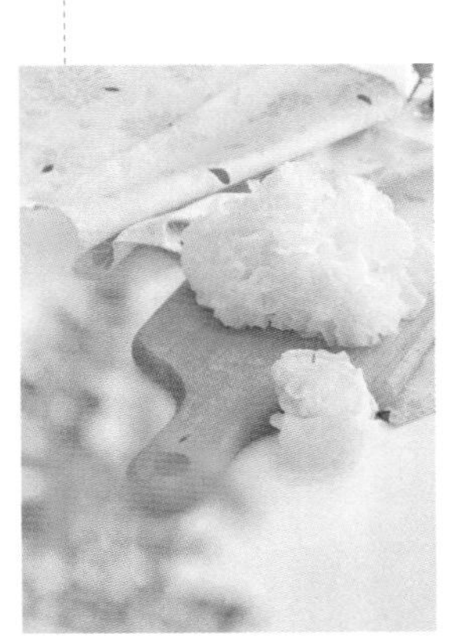

●新鮮的白木耳水水嫩嫩，像盛開的花朵。

王老師的小叮嚀：

白木耳可以多煮一些，放入冰箱保存，想吃的時候，直接拌酒釀就可以食用，冷熱皆宜。

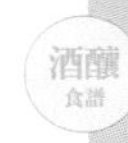

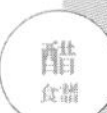

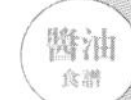

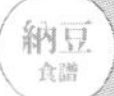

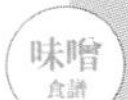

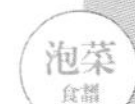

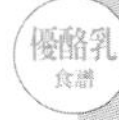

芳香醋食譜

自製蒜頭醋

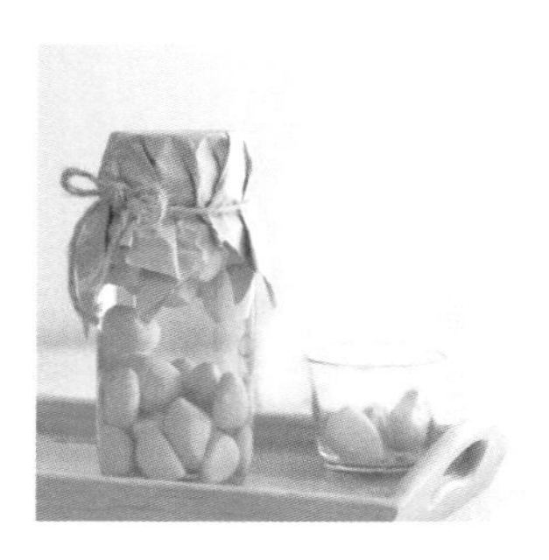

●大蒜剛浸泡醋的頭一～二週，蒜頭發綠是正常現象。醋蒜可生吃，或做成蒜頭醬，一舉兩得。

材料：

蒜頭 120g、糙米醋 1 瓶（600c.c.）、原色冰糖 80g

做法：

1. 蒜頭去外膜，不需水洗，加上冰糖，放入醋中即可。
2. 浸泡四十五天，便可飲用。

王老師的小叮嚀：

1. 大蒜具有抗菌作用，還有降低血中膽固醇、解毒保肝、提高免疫力等功效。大蒜中所含的「甲烷蒜基三硫化物」可使血管擴張、調整血壓，有助於預防心臟病及幫助消化，並能增加免疫系統的抵抗力。大蒜中的大蒜素可治療傷風、哮喘、痲疹等疾病，常吃大蒜可增加體力，促進新陳代謝。
2. 醋蒜可一天生吃三至五粒，或做成蒜頭醬食用。
3. 醋在萃取營養過程中，若遇到蒜頭發綠，為正常現象。
4. 蒜頭醋的喝法：每天喝一次，每次 30c.c.，以七到十倍的冷開水稀釋後即可飲用。也可以加入醬油當沾醬使用。

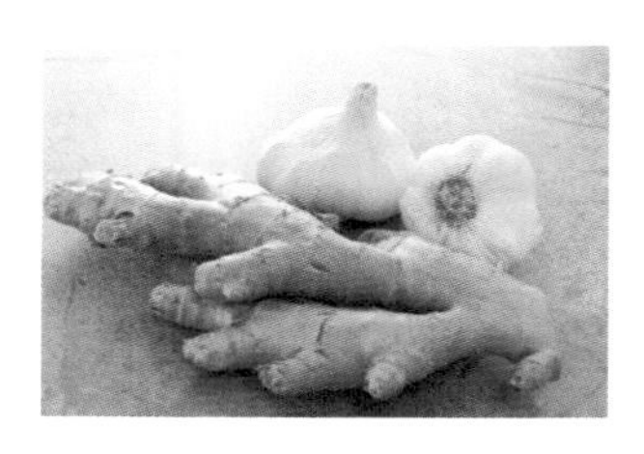

●大蒜和薑既是調味品，也是健康食材。

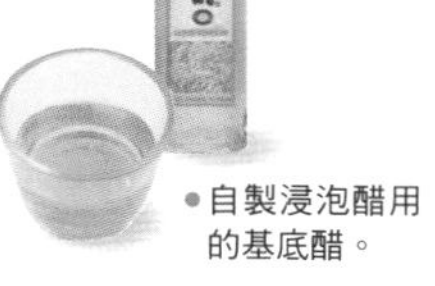

●自製浸泡醋用的基底醋。

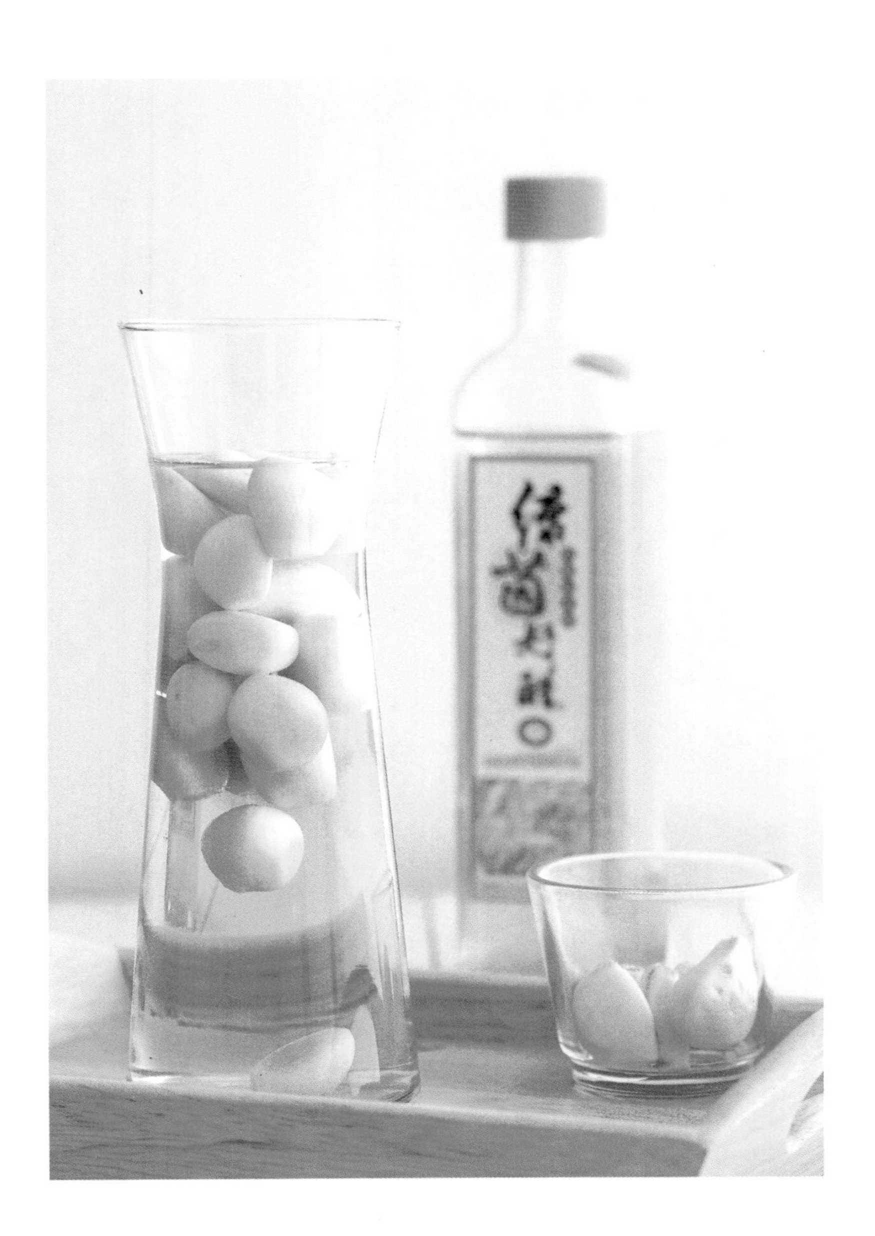

酵素 食譜
酵母 食譜
酒釀 食譜
醋 食譜
醬油 食譜
納豆 食譜
味噌 食譜
泡菜 食譜
優酪乳 食譜
茶 食譜

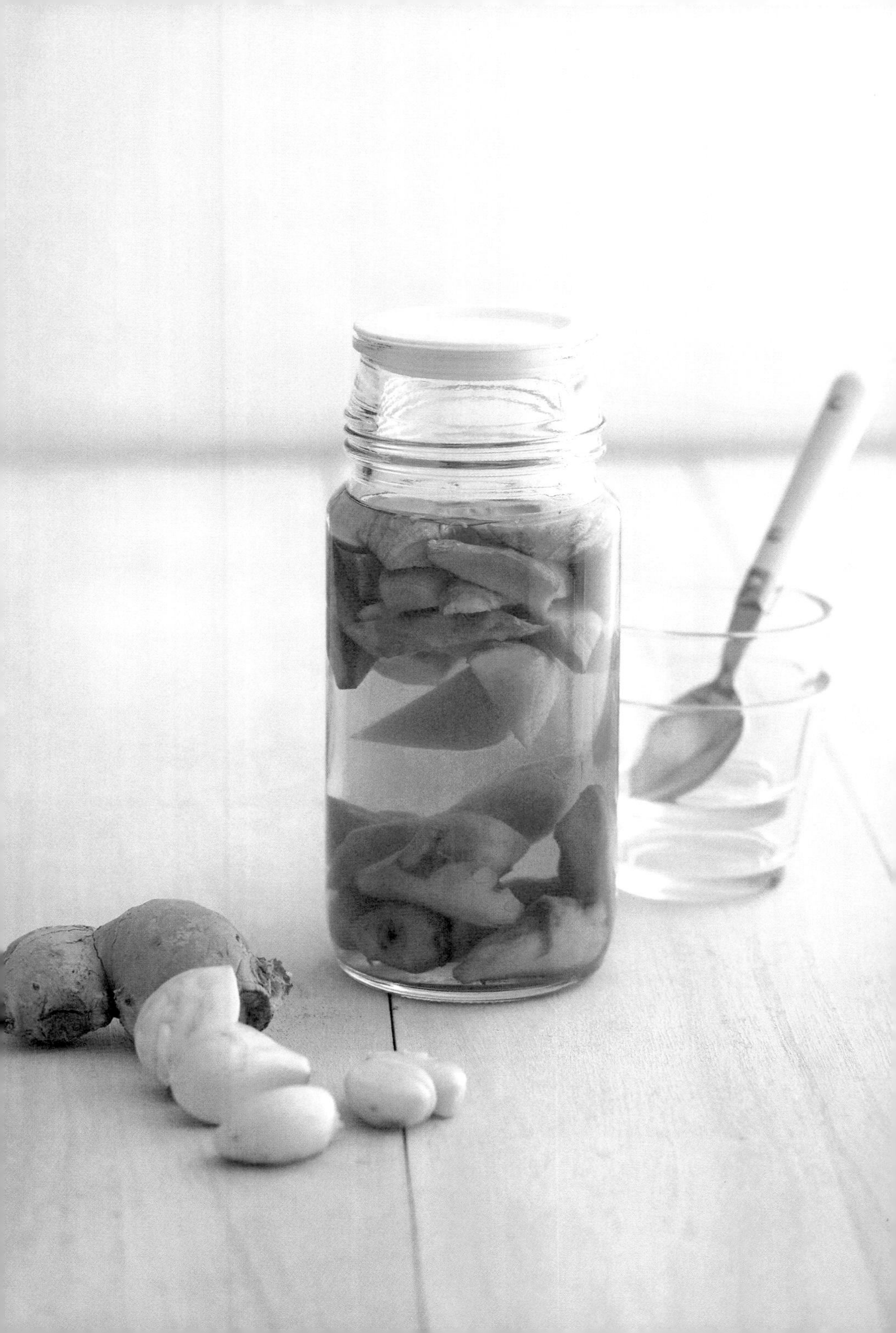

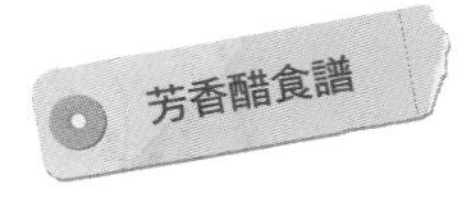

薑醋

材料：

老薑或嫩薑 200g、糙米醋 1 瓶（600c.c.）、原色冰糖 100g

做法：

1. 將新鮮老薑或嫩薑洗淨，晾乾後切片（可對半切開），加入冰糖，放入醋中即可。
2. 浸泡四十五天，便可飲用。

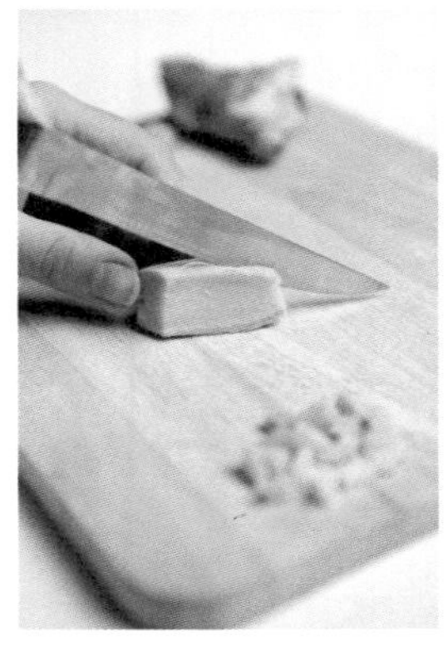

●薑醋的做法極為簡單，只要把薑切開，泡入基底醋中即可。

王老師的小叮嚀：

1. 俗稱「富人吃參，窮人吃薑」。薑能發散風寒、溫肺止咳、溫中止嘔、增進食欲，溫脾健胃。老薑泡醋能促進血液循環，具有抗炎、抗氧化、抗血小板、降壓及降血脂作用，可以改善經痛、鼻塞、夜尿、妊娠嘔吐、預防掉髮、舒緩風濕性關節炎。
2. 體質虛冷者，可加糖蜜一起飲用，效果更佳。
3. 浸泡後的嫩薑切成薄片，再加入少許香油拌勻，便可以當小菜吃。
4. 薑醋的喝法：每天都可以喝，每次30c.c.，以七到十倍的冷開水稀釋後飲用。

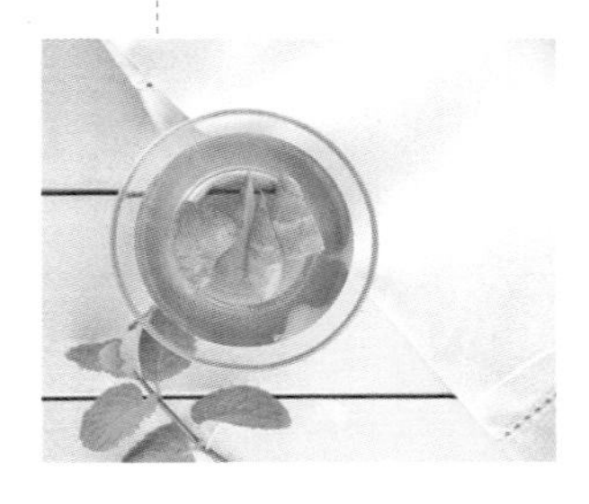

●薑醋加糖蜜一起喝，有助改善虛冷的體質。

芳香醋食譜

紅醋漬洋蔥

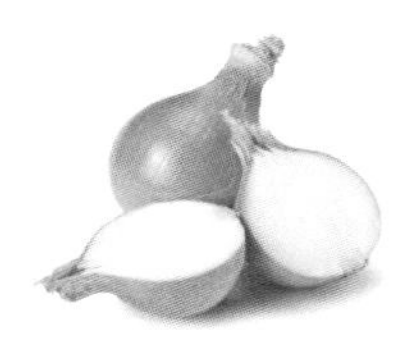

●洋蔥切開後，
浸泡紅酒醋。

材料：

洋蔥2個、葡萄紅醋1瓶（600c.c.）、原色冰糖60g

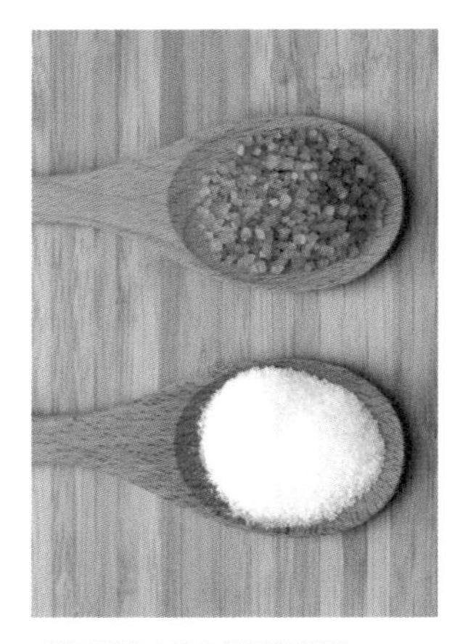

●使用原色冰糖才是天然選擇。

做法：

1. 將新鮮洋蔥洗乾淨後，切成八等份，加入冰糖，放入醋中即可。
2. 浸泡七天後，即可飲用紅醋及食用洋蔥。

王老師的小叮嚀：

1. 腸胃功能不佳的人，不宜空腹喝醋，最好在飯後過了半小時再喝。
2. 洋蔥醋的喝法：每天喝二次，每次30c.c.，以七到十倍的冷或溫開水稀釋後飲用。

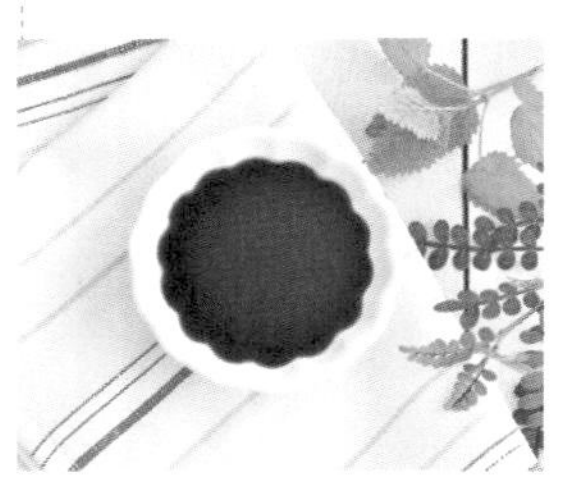

●葡萄紅醋。

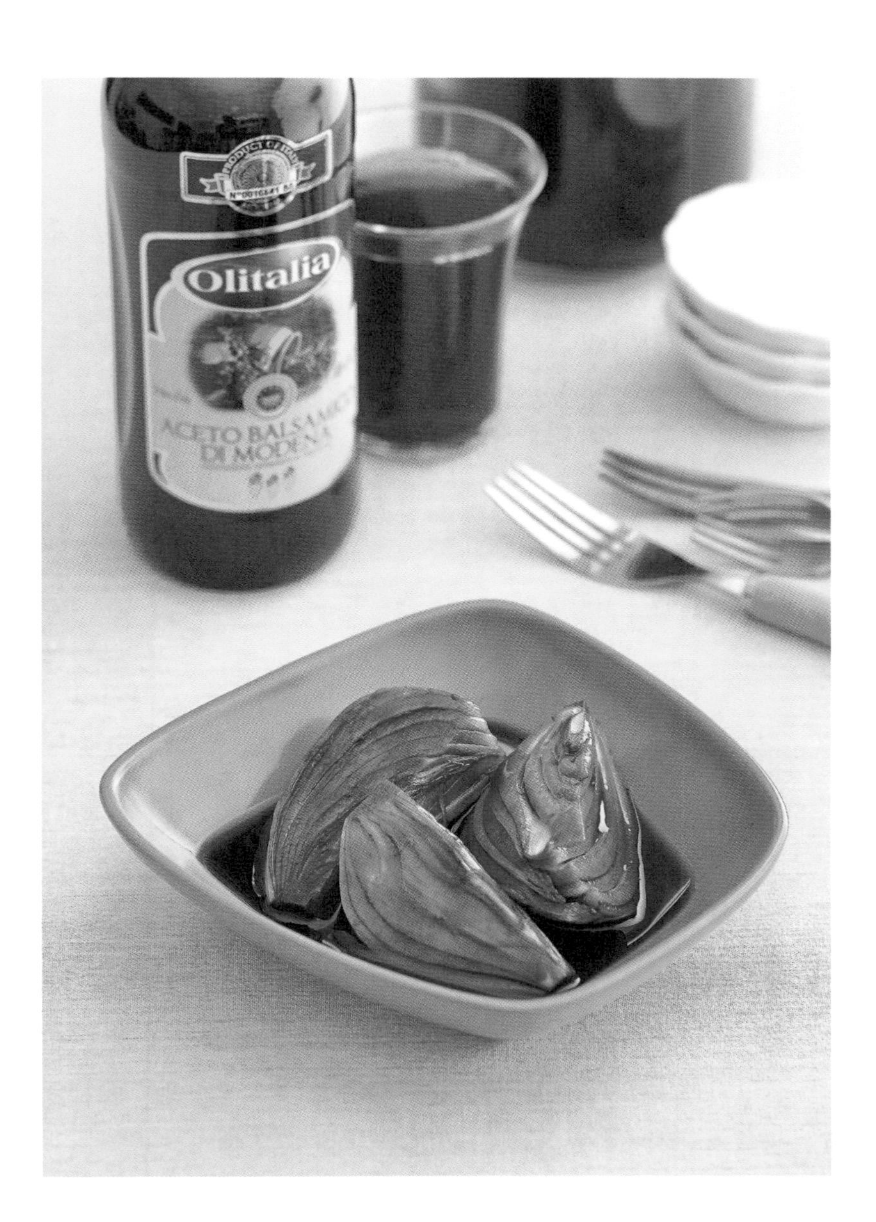

酵素 食譜
酵母 食譜
酒釀 食譜
醋 食譜
醬油 食譜
納豆 食譜
味噌 食譜
泡菜 食譜
優酪乳 食譜
茶 食譜

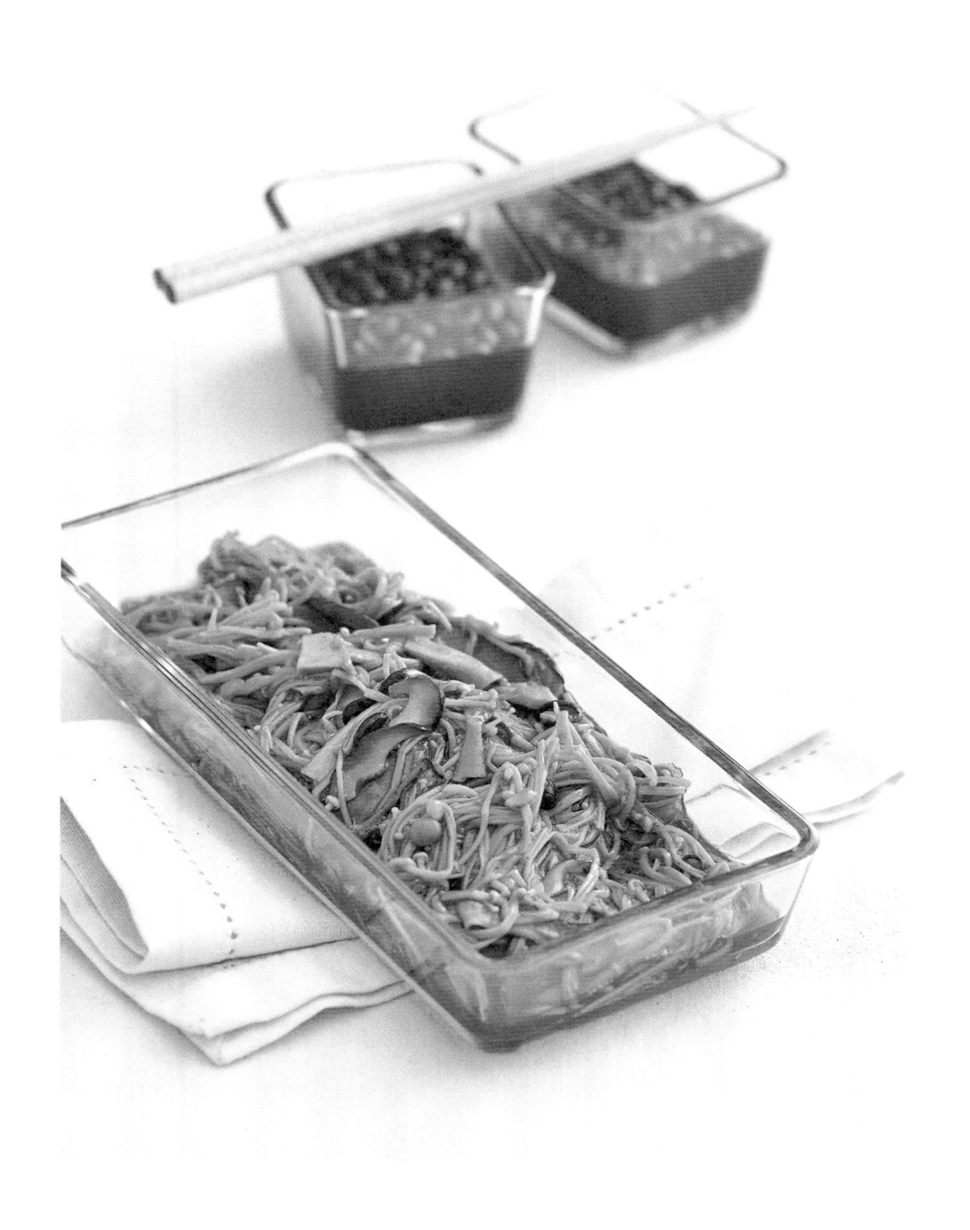

甘醇醬油食譜

咖啡茸菇醬

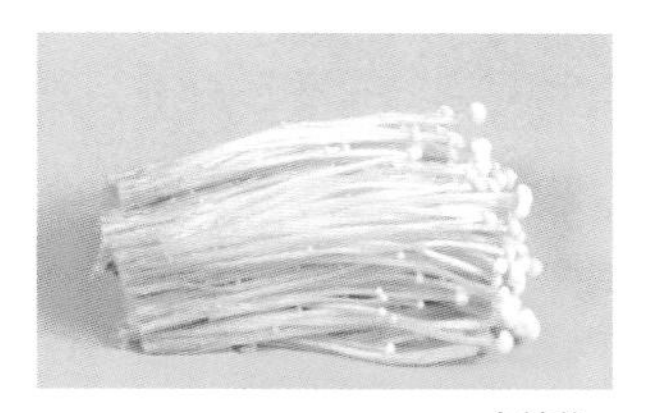

●金針菇。

材料：

金針菇 2 包（400g），乾香菇 4 朵（事先要泡水），烘焙咖啡豆 15g，薄鹽醬油 80c.c.，原色冰糖 2 大匙，水 1 杯（250c.c.）

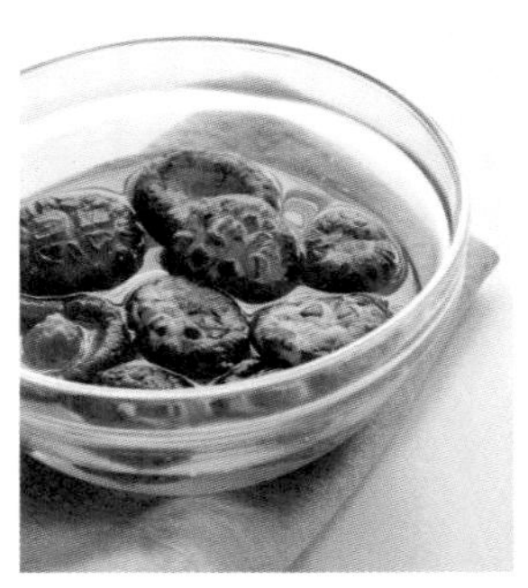

●乾香菇在料理前要先以水泡開。

做法：

1. 先將薄鹽醬油及烘焙咖啡豆裝入乾淨的玻璃瓶內，浸泡七天成為「咖啡醬油」備用。
2. 金針菇切除尾端，洗淨之後對切，剝散開來。
3. 把泡發的乾香菇切成細絲。
4. 用乾鍋開小火，將香菇絲炒香。
5. 加入金針菇、咖啡醬油、原色冰糖及水一杯煮開後，用小火煮至收汁即可。

王老師的小叮嚀：

浸泡好的咖啡醬油密封好，放入冷藏櫃中，可以當成其他食物的沾醬使用，風味獨特。

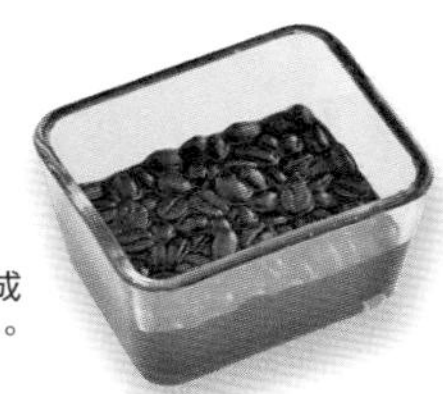

●醬油加咖啡豆，成為最佳的料理醬汁。

黑豆醬油滷蘿蔔

●黑豆泡醬油。

材料：

黑豆 50g、乾香菇 5 朵、白蘿蔔 2 根、洋蔥 1 個、青蔥 5 根、黑糖 2 大匙、黑豆醬油（蔭油）60c.c.、芝麻油 2 大匙

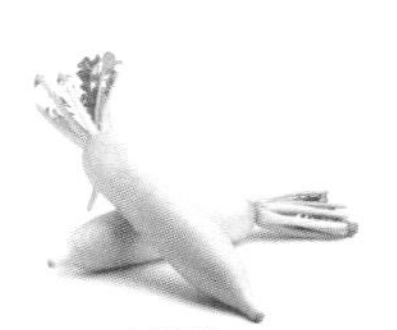

●白蘿蔔。

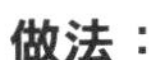

做法：

1. 黑豆及乾香菇事先泡水：準備兩碗 500c.c. 的溫水，兩者洗淨後，將黑豆泡入溫水一小時，香菇泡入溫水十五分鐘備用。
2. 將白蘿蔔及洋蔥、青蔥洗乾淨後，削皮、切塊備用。
3. 取小炒鍋以中小火預熱至微溫，倒入芝麻油，再加入洋蔥拌炒均勻。
4. 將泡過的黑豆、乾香菇及浸泡的湯汁一起加入鍋中，轉為大火。
5. 最後加入青蔥、黑糖、黑豆醬油及白蘿蔔，煮滾之後，開小火再燉煮十分鐘即可。

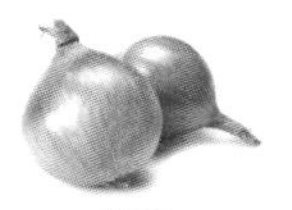

●洋蔥。

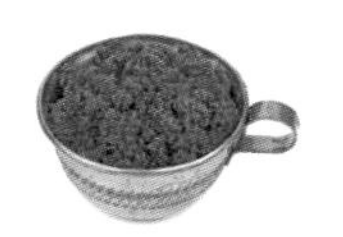

●黑糖。

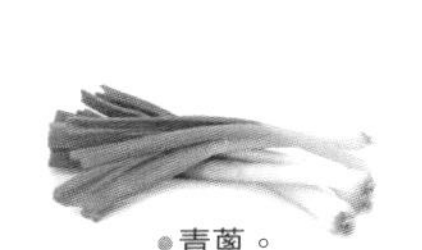

●青蔥。

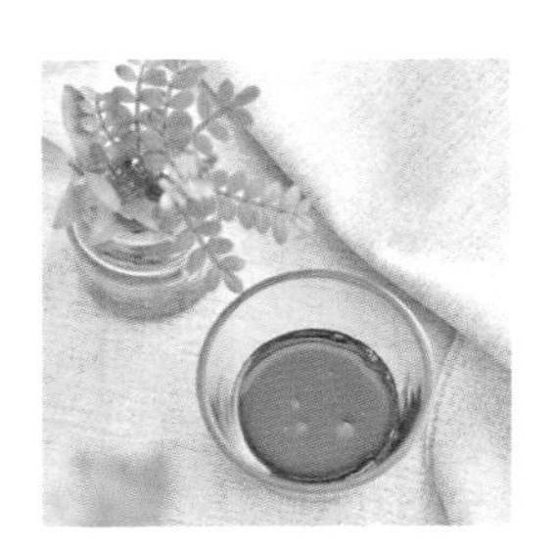

●黑豆醬油（蔭油）。

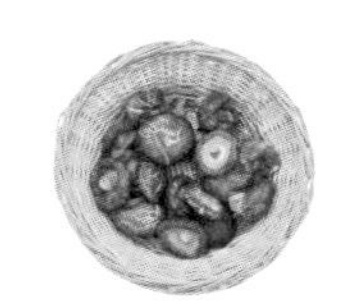

●乾香菇。

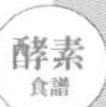

酵素
食譜

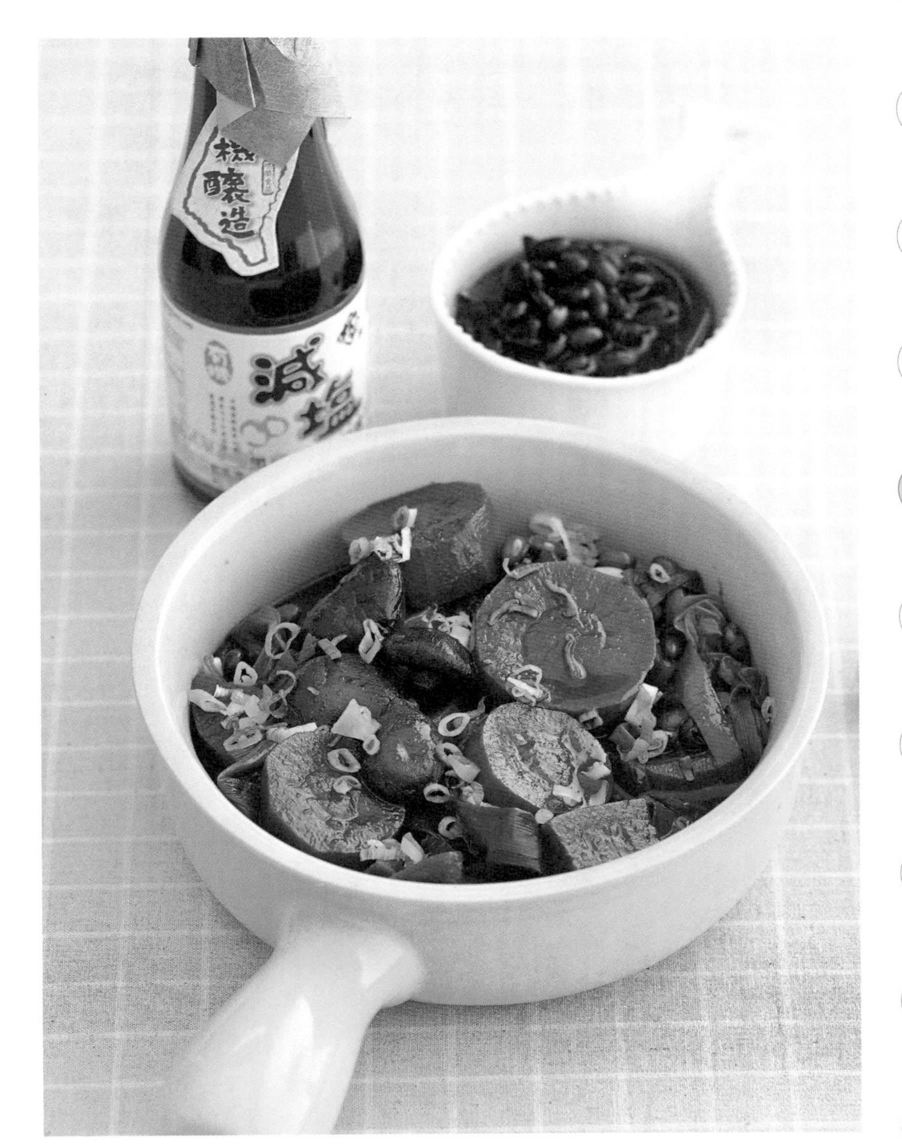

釀造
減塩

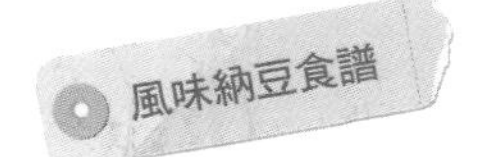

納豆蔬果手捲

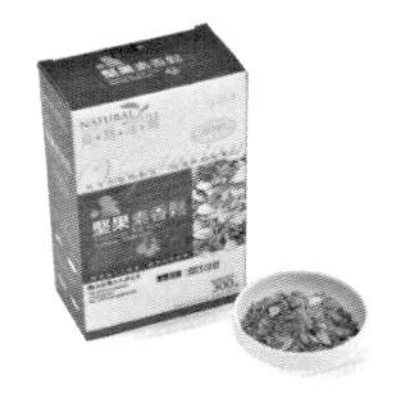
●堅果素香鬆。

材料：

納豆適量、海苔 1 片，蘋果絲、紅蘿蔔絲適量、芽菜（苜蓿芽、豌豆苗）、堅果素香鬆適量，冷壓芝麻油少許

做法：

1. 將冷壓芝麻油及納豆攪拌均勻。
2. 把蘋果絲、紅蘿蔔絲、芽菜依序包入海苔中，加入拌勻的納豆，撒上堅果香鬆捲起來便可食用。

王老師的小叮嚀：

1. 除了製成手捲，納豆也可夾在吐司三明治中，風味獨特。
2. 有些人不習慣吃納豆，其實納豆也可以做成甜口味，例如加入黑糖蜜或水果丁做成手捲也很好吃，可以抵消掉它的特殊味道。

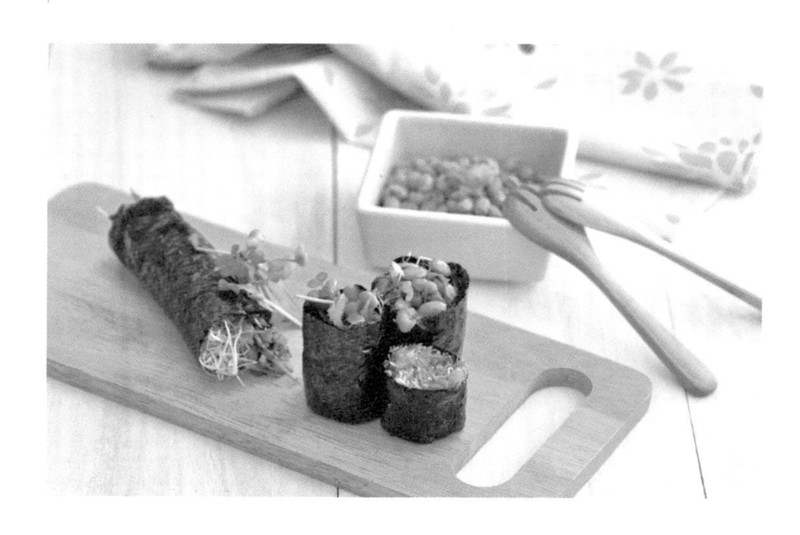

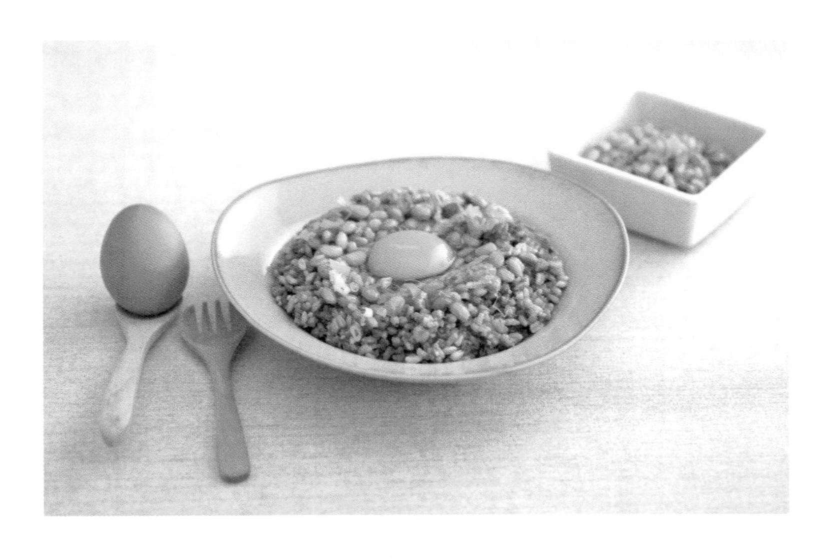

納豆蓋飯

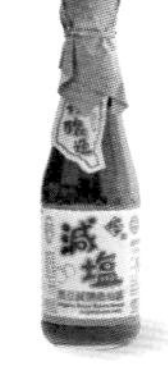

●蔭油膏。

材料：

十穀飯或八寶飯（份量視個人需要）、青蔥 1 段、蔭油膏或醬油膏 1 匙、鮮雞蛋 1 個、納豆 1 盒

做法：

1. 將十穀飯或八寶飯煮熟。青蔥切成蔥花。
2. 把蔥花、醬油膏與納豆拌勻後，鋪在熱飯上。
3. 打一顆生蛋在中間即成。

王老師的小叮嚀：

可依個人喜好，加入少量的黃芥末、七味粉，增加香氣及辣度。

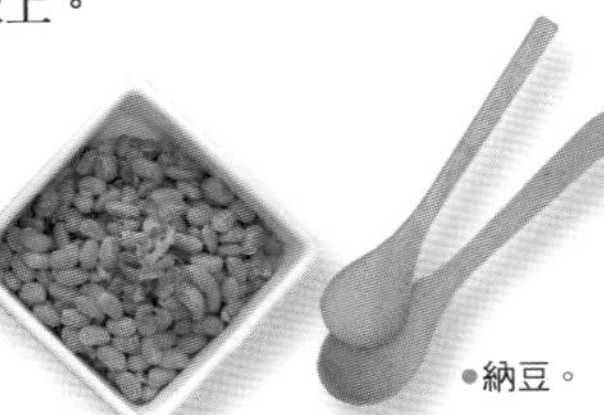

●納豆。

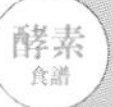

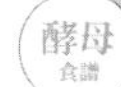

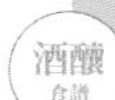

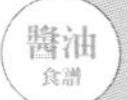

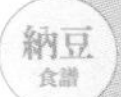

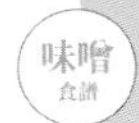

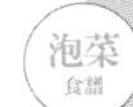

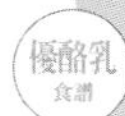

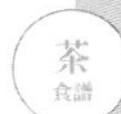

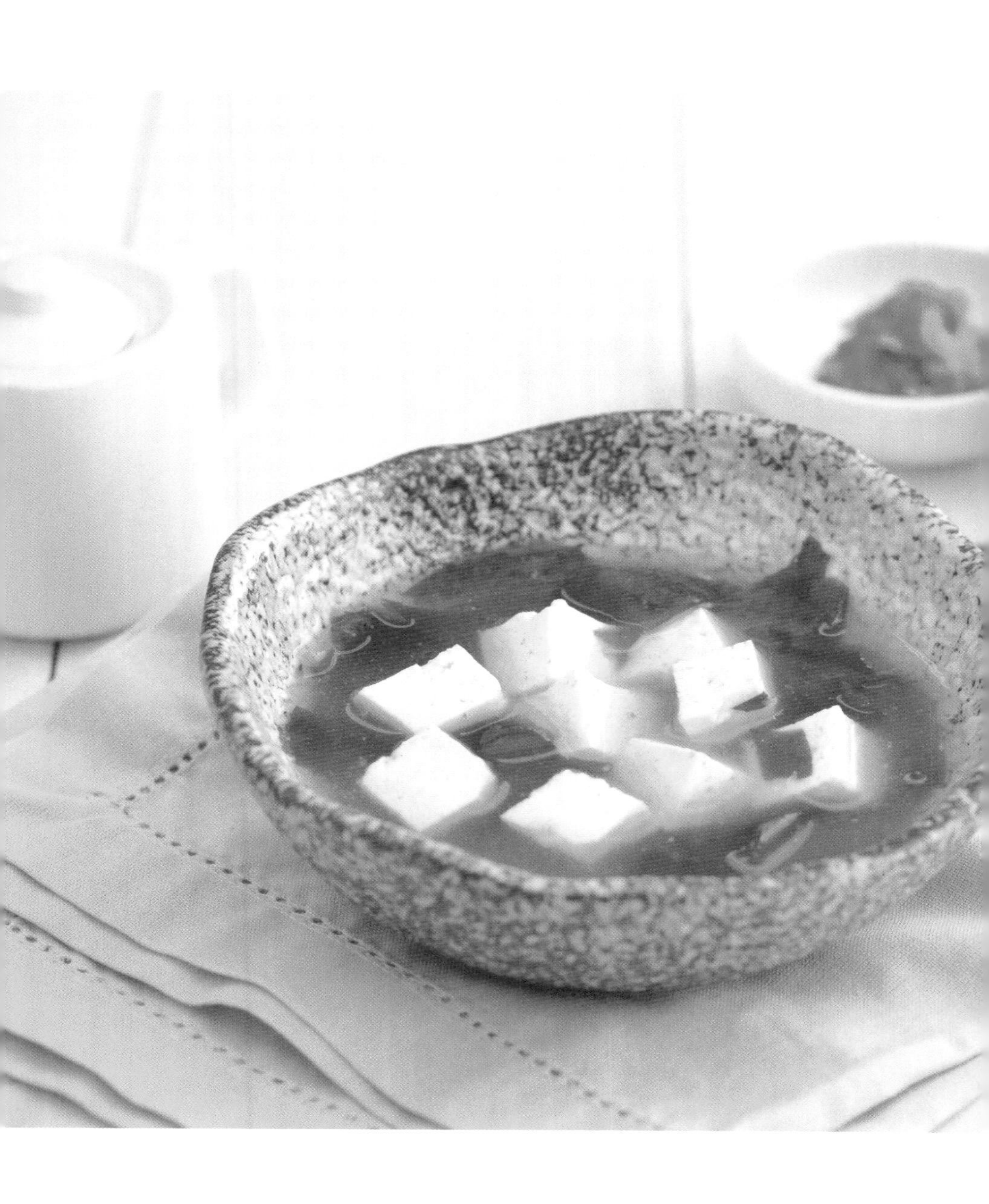

好吃味噌食譜

高湯底味噌湯

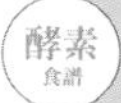

材料：

高湯（以時令蔬菜1把、洋蔥1顆、昆布2片、水1500c.c.熬製）、豆腐丁、海帶芽、味噌、蔥花少許

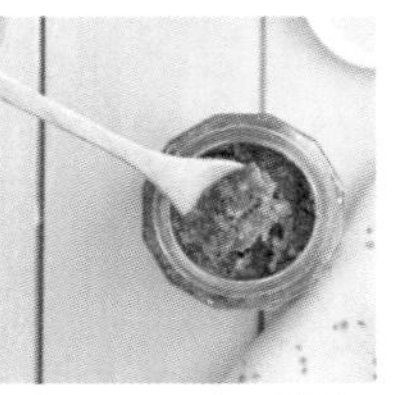

●味噌。

做法：

1. 將蔬菜、洋蔥、昆布加水熬製半個小時後，過濾出清澈的高湯。
2. 在高湯內加入豆腐丁、海帶芽煮滾。也可加入其他自己喜愛的食材。
3. 煮滾後關火，盛起一點熱湯將味噌溶解均勻之後（味噌與高湯的比例約8：1，可依個人喜好調整），把味噌倒回鍋內，撒上蔥花即成。

王老師的小叮嚀：

煮味噌湯的重點在於溶解味噌時要關火，溶解後再加回鍋內，且不要再繼續加熱。味噌最怕就是過度烹煮，除了會影響風味，也會造成營養流失。

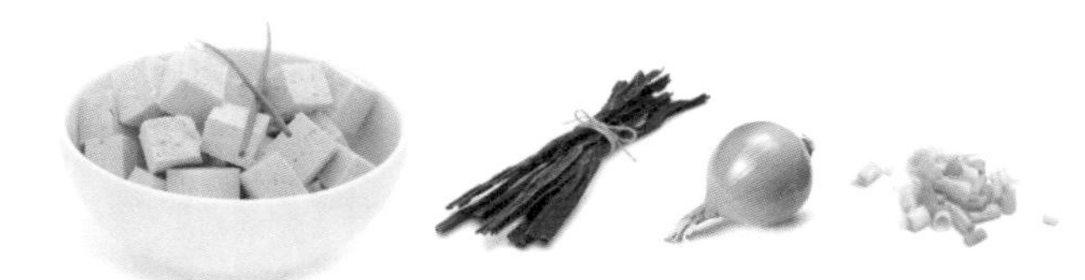

●豆腐是味噌湯必備的材料。高湯底以洋蔥、昆布加蔬菜熬成，鮮美可口。盛起後也可以撒上一點蔥花，入口青脆。

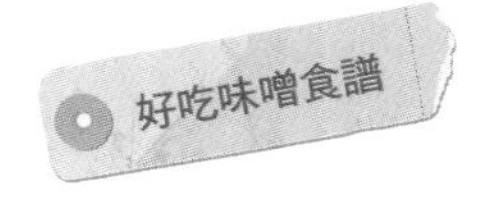

百菇味噌湯

材料：

各種菇各1小把（可依個人口味選擇金針菇、秀珍菇、鴻喜菇……等不同種類）、蔥2根、薑30g、少許大蒜、味噌4大匙、味醂2大匙、清酒1大匙、水1500c.c.

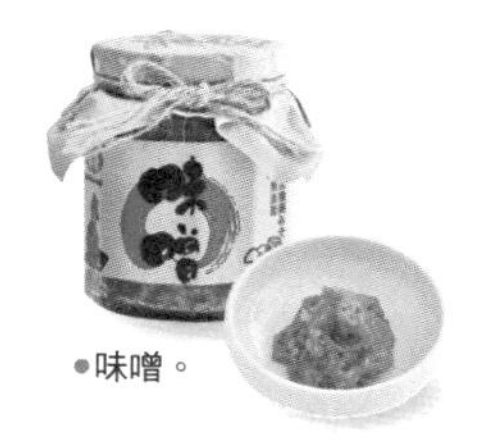

●味噌。

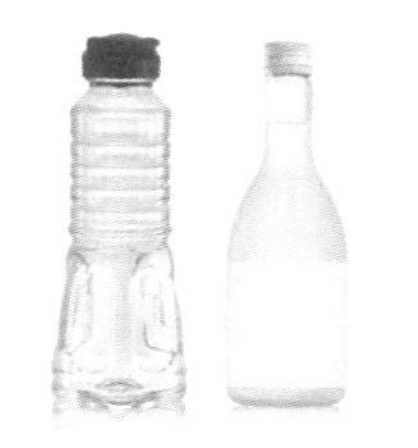

●以味醂和清酒調味，風味絕佳。

做法：

1. 將各種菇類洗乾淨後，與蔥、薑、蒜切片，一同放入水中煮熟。
2. 煮滾後關火，盛起一點熱湯將味噌、味醂、清酒溶解均勻之後，再倒回鍋內，攪拌均勻，撒上蔥花即成。

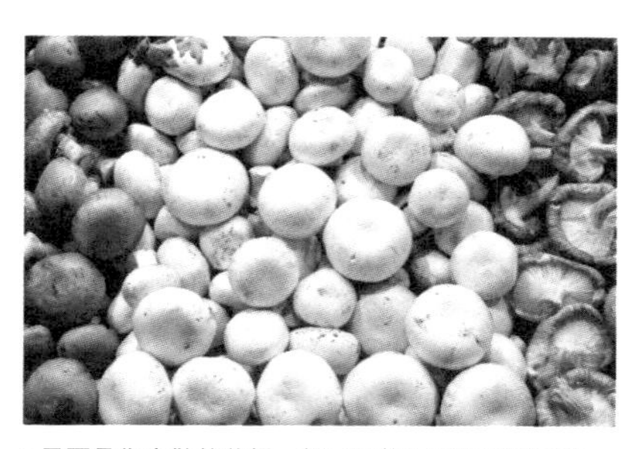

●只要是你喜歡的菇類，都可以放入百菇味噌湯中。

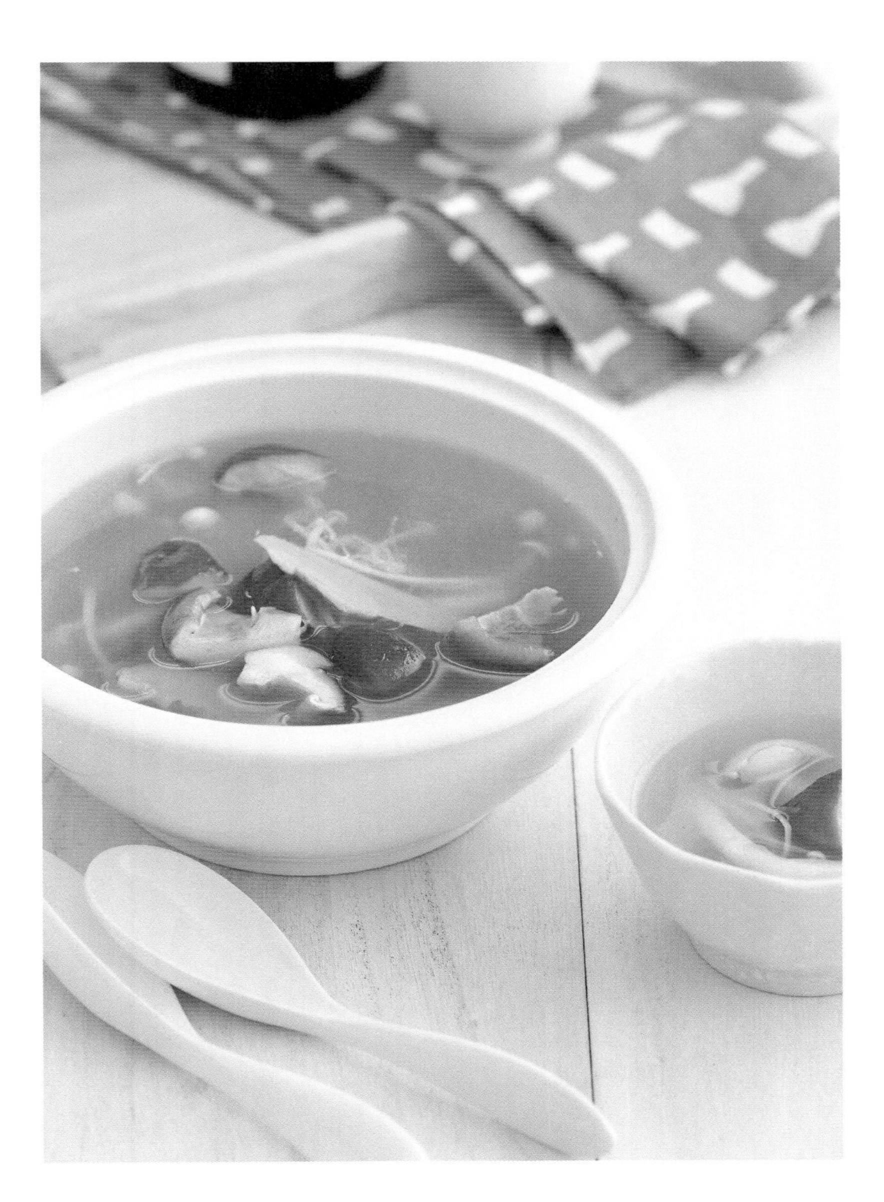

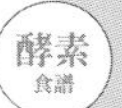

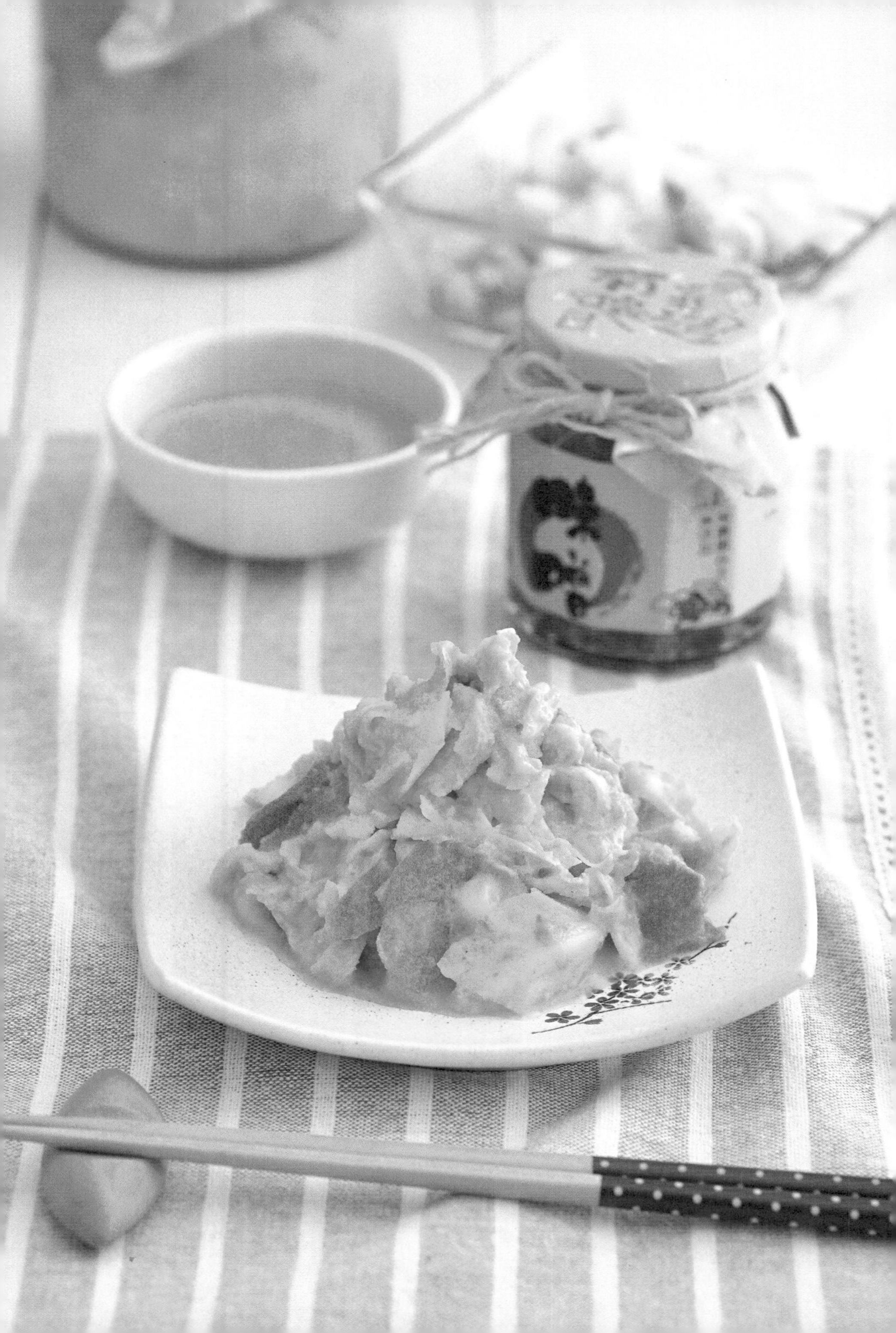

好吃味噌食譜

味噌黃金泡菜

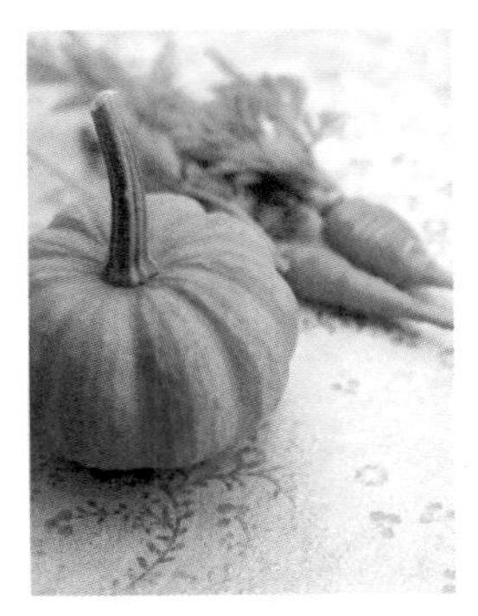
●紅蘿蔔和南瓜為泡菜增色。

材料：

高麗菜 2 顆（約 2kg）、紅蘿蔔 1 條、南瓜 1 片（約 250g）、糙米醋 150c.c.、原色冰糖 200g、芝麻油 100c.c.、味噌 1 大匙、大蒜 6 瓣、海鹽 100g

做法：

1. 先將高麗菜洗淨、切碎，加入海鹽攪拌均勻後，靜置四小時。
2. 將紅蘿蔔、南瓜洗淨後，去皮、切塊備用。
3. 將芝麻油加熱後，加入紅蘿蔔及南瓜，以小火油煮約五分鐘，放涼備用。
4. 製作味噌黃金醬汁：將煮好放涼的紅蘿蔔、南瓜，與糙米醋、原色冰糖、味噌、大蒜倒入全食物調理機，用高速約三十秒製作成黃金醬汁。
5. 把做法 1 中高麗菜與海鹽混合後的鹽水倒掉，再加入味噌黃金醬汁拌勻，冷藏一天後即可食用。

王老師的小叮嚀：

做好的味噌黃金醬汁可以放在乾淨的容器裡，放入冰箱冷藏，也很適合用作其他食物的沾醬或拌醬。

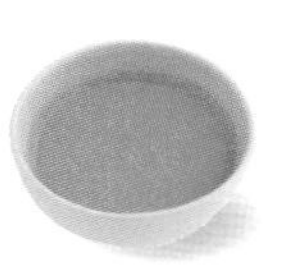
●味噌黃金醬汁除了拌成泡菜，也可以當成一般食物沾醬。

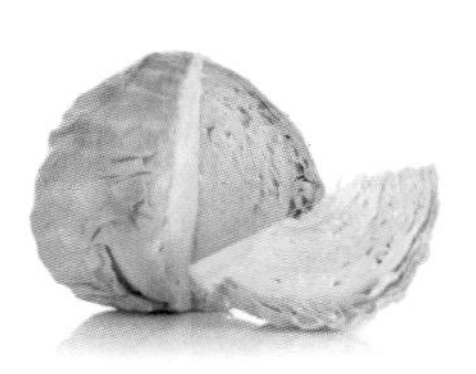
●高麗菜。

雙芽泡菜

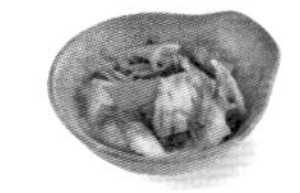

●韓國泡菜是世界五大營養食品之一。

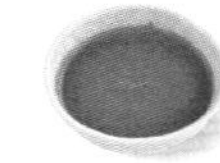

●韓國泡菜醬汁。

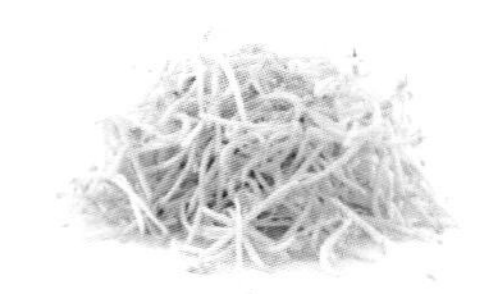

●黃豆芽。

材料：

韓國泡菜1碗（約100g）、黃豆芽1盒、海帶芽10g、蔥花少許、蒜末少許、果寡糖1匙

做法：

1. 將黃豆芽、海帶芽洗淨後用熱水燙熟，加入少許韓國泡菜醬汁。
2. 加入切碎的韓國泡菜拌勻，以少許蒜末、蔥花、果寡糖調味即完成。

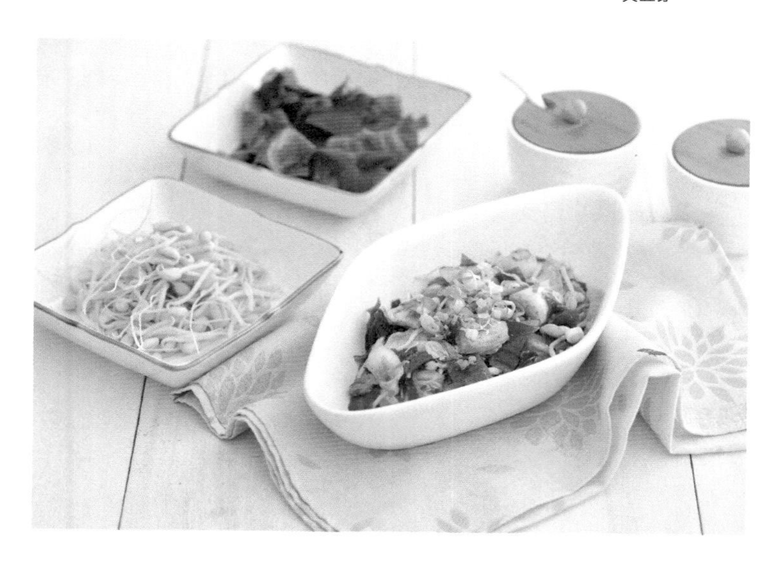

韓國泡菜鍋

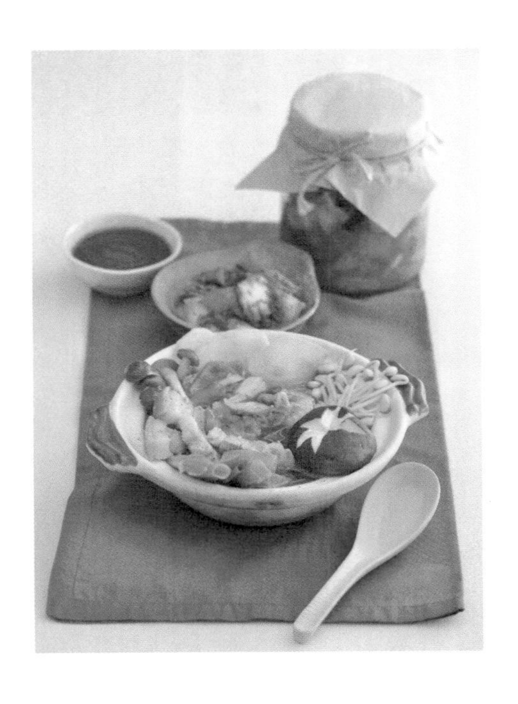

材料：

韓國泡菜1碗、洋蔥半顆切絲、大蒜少許、黃豆芽半碗、菇類1至2種（如洋菇、金針菇）、中型馬鈴薯1顆切片、排骨或五花肉1小塊（素食者可省略）、豆腐1小塊、大蔥1段切片、原色冰糖1湯匙、薑泥半湯匙、水800c.c.

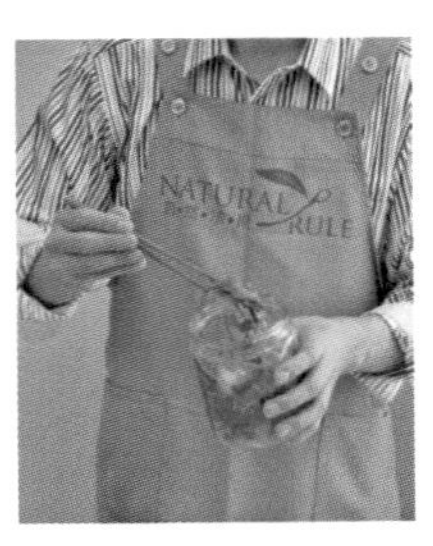

●在火鍋內加入韓國泡菜，色、香、味和健康俱全。

做法：

1. 將排骨或五花肉兩面煎黃，放入洋蔥絲、大蒜拌炒後，加入韓國泡菜，再倒入800c.c.左右的水。
2. 加入其他材料（黃豆芽、菇類、切片馬鈴薯、切塊豆腐），燜煮至熟透後，溶入原色冰糖、薑泥，放上切片大蔥即可食用。

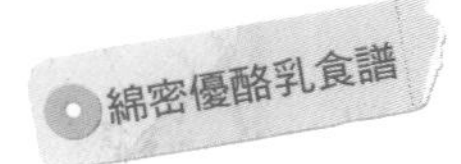

百變原味酸奶酪‧奶油起司（Cream Cheese）

材料：

- 自製的原味酸奶酪（份量視個人需要）
- 另可依喜好的口味，準備鹹味配料少許（如：黑胡椒粒、蒜泥、海鹽等），或甜味配料少許（如：天然果醬、桂花醬、蜂蜜、楓糖等）

做法：

做好的原味酸奶酪可以加入不同調味，製成鹹、甜等各式各樣的風味，再裝入密閉的保鮮容器內，靜置於冰箱內冷藏可保存一個星期，用來塗麵包、餅乾或搭配沙拉都很方便。

- 將原味酸奶酪加入少許黑胡椒粒、蒜泥或海鹽，調成鹹味的抹醬。
- 將原味酸奶酪加入少許天然果醬、桂花醬、蜂蜜或楓糖，調成甜味的抹醬。

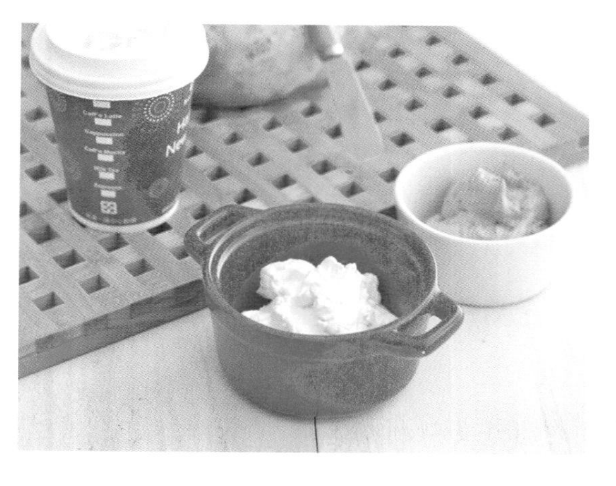

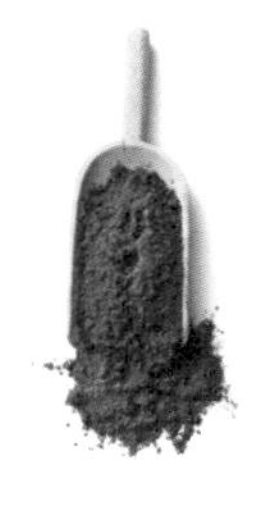

- 加可可粉拌勻，便成了可可酸奶酪。

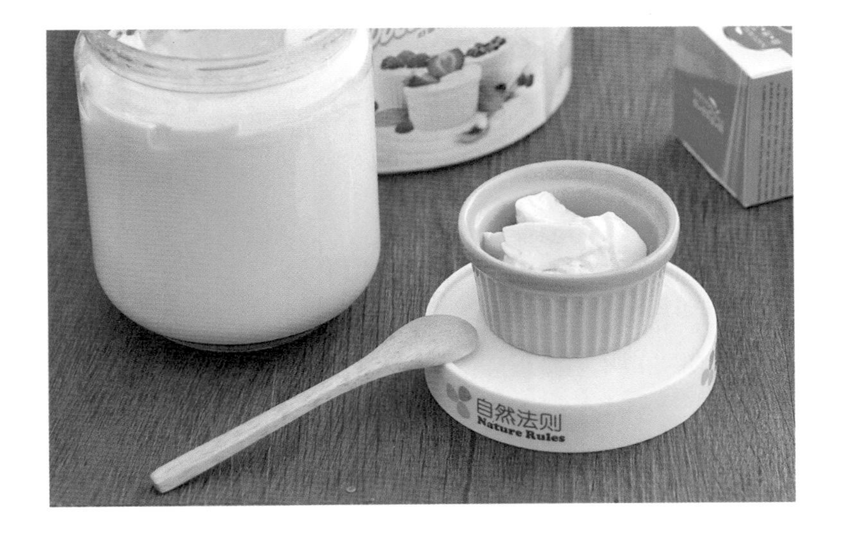

豆漿/豆奶優酪乳

●ABLS菌種（優酪活性乳酸菌粉）。

材料：

無糖豆漿 1 杯（1000c.c.）、ABLS 菌種（優酪活性乳酸菌粉）3-5g

做法：

把無糖豆漿溫熱至 40℃左右，加入 ABLS 菌種，發酵十二至十五小時，就可以得到豆漿優酪乳。

王老師的小叮嚀：

1. 要特別注意豆漿的來源，第一：比例、濃度要夠；第二：要濾渣；第三：若購買一般市售豆漿，最好選擇無糖豆漿。
2. 除此之外，也可以嘗試一半無糖豆漿、一半品質好的鮮奶，兩種倒在一起發酵，成為口味、營養都綜合的「豆奶優酪乳」，兩者好處兼得，這也是我很推崇的做法。

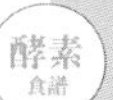

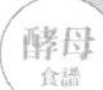

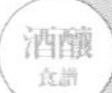

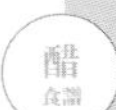

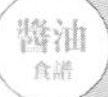

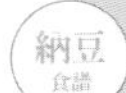

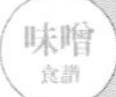

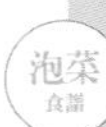

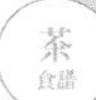

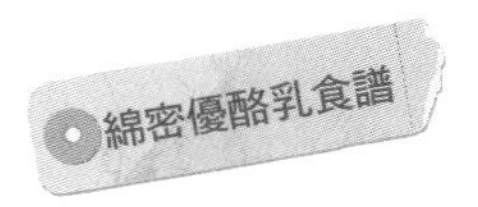

亞麻仁油優酪乳

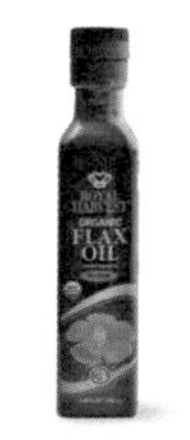

●有機亞麻仁油。

材料：

- 自製的無糖優酪乳150c.c.、有機亞麻仁油15c.c.
- 另可依喜好的口味，準備天然果醬、水果乾、燕麥片，或水果、沙拉、脆片、堅果等

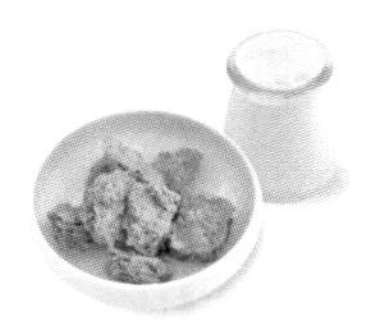
●無糖優酪乳和燕麥片。

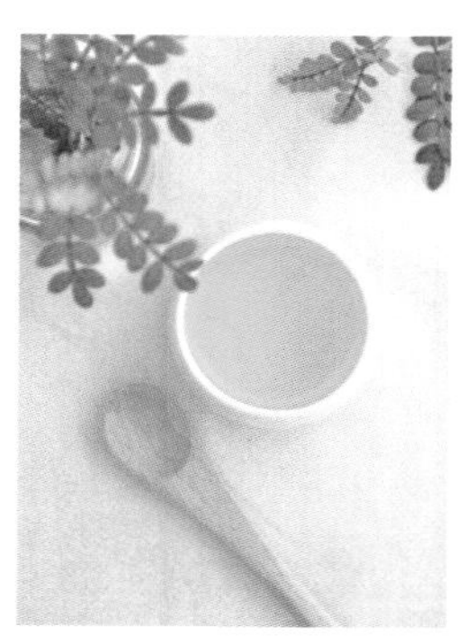
●真正純正的亞麻仁油色澤金黃。

做法：

將有機亞麻仁油拌入自製的無糖優酪乳中，平常食用時可添加天然果醬、水果乾、燕麥片等配料。可以單獨吃，或加在水果盤、沙拉內，撒點脆片和堅果，不但更營養，口感也更佳。

王老師的小叮嚀：

1. 選擇有機亞麻仁油時，要注意瓶子包裝必須為深色的，保證未受光照射之害。
2. 亞麻仁油食療法的注意事項：
   - 採用亞麻仁油食療法時，禁食白糖，因此優酪乳的來源一定是DIY自製的最好。
   - 對牛乳過敏者，可以豆花或豆漿優格代替。
   - 除了食療外，每天最少要在陽光下活動三十分鐘，可以讓身體更健康。
3. 採用亞麻仁油食療法的變化（初期每天二次，情況改善後，改為每天一次）：
   - 初期（二、三天之後）：感覺到氣血循環通暢，身體更輕盈、更舒適、更有活力。
   - 中期（二、三個星期後）：感覺身體各方面的不適均獲得改善，各種疼痛消失或逐漸減弱。

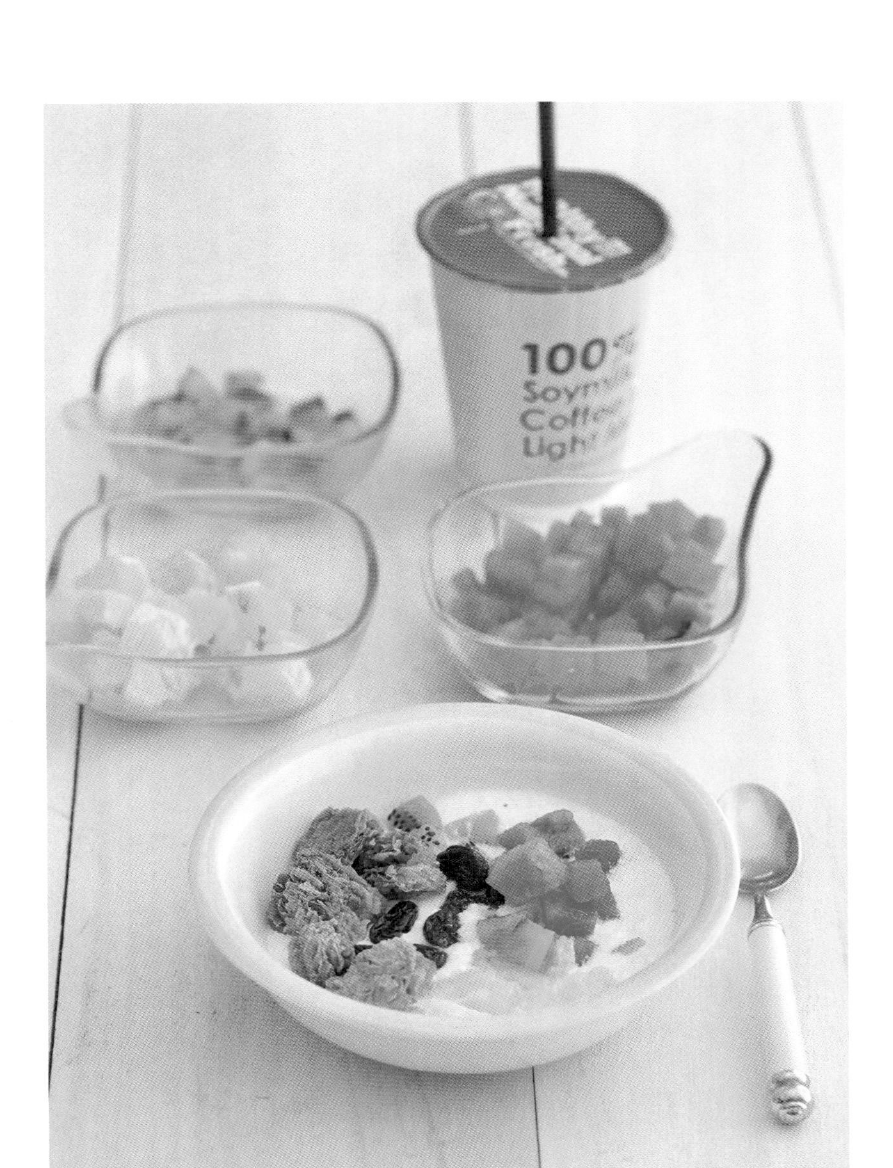
100

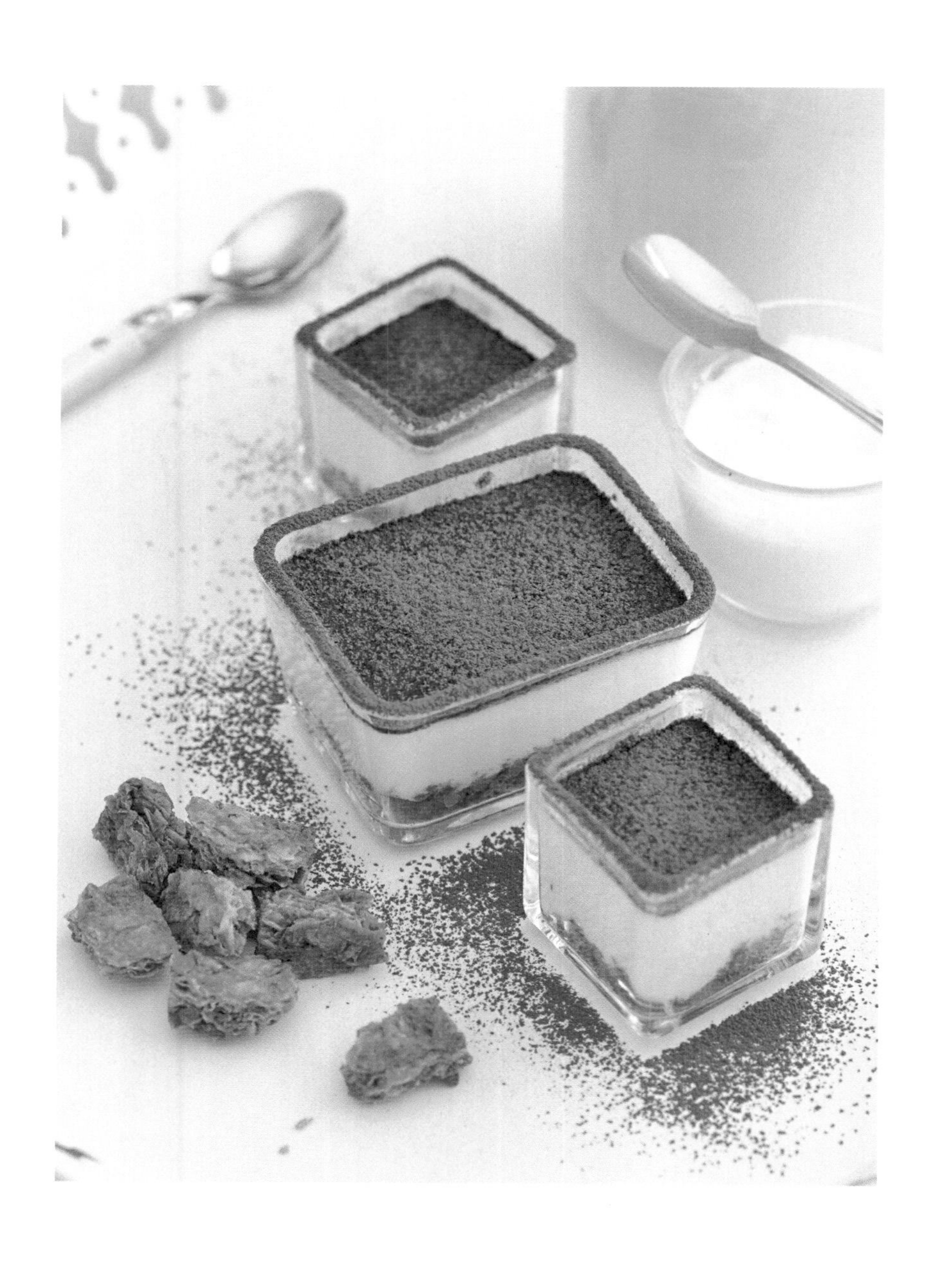

綿密優酪乳食譜

優格提拉米蘇

材料：

自製的無糖優酪乳 250c.c.、纖麥酥 1 片或胚芽餅 1 包、果寡糖或蜂蜜少許、可可粉少許

做法：

1. 將纖麥酥或胚芽餅捏碎後，鋪在杯底約一公分的厚度，再均勻淋上果寡糖或蜂蜜。
2. 將自製的無糖優酪乳裝入杯中至八分滿後，均勻撒上可可粉即成。

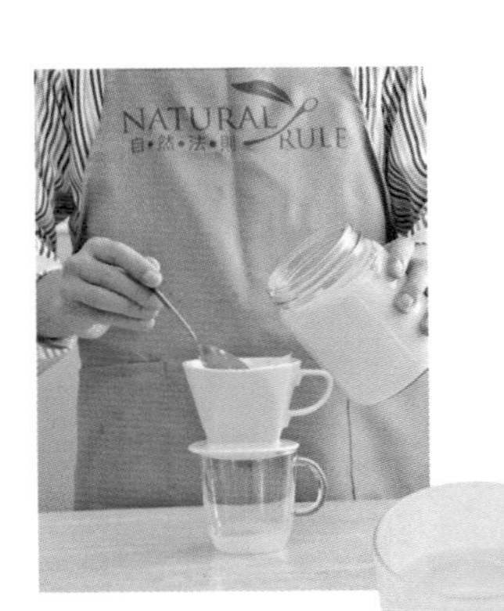

● 自製的優酪乳若乳清太多、太稀，可以過濾。過濾出來的便是乳清飲料（可爾必思、養樂多等都屬於此類），也是中東和歐洲婦女愛用的生理清潔液。

王老師的小叮嚀：

如果自製無糖優酪乳的乳清太多，可以倒入棉布袋中，底下以容器盛住，濾掉部分乳清，讓優酪乳更濃稠。

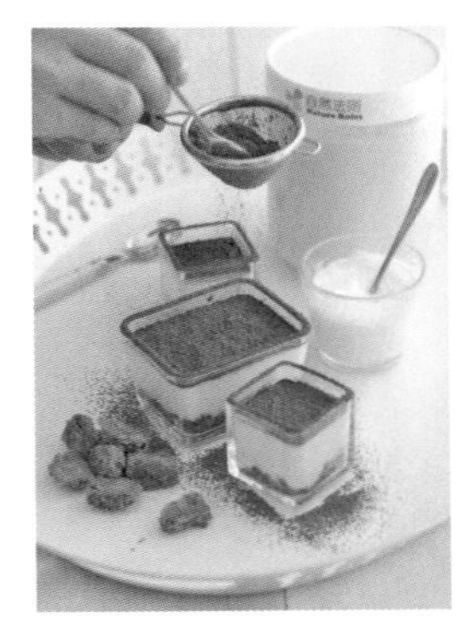

● 可可粉撒均勻，不但看起來美觀，吃起來也更順口

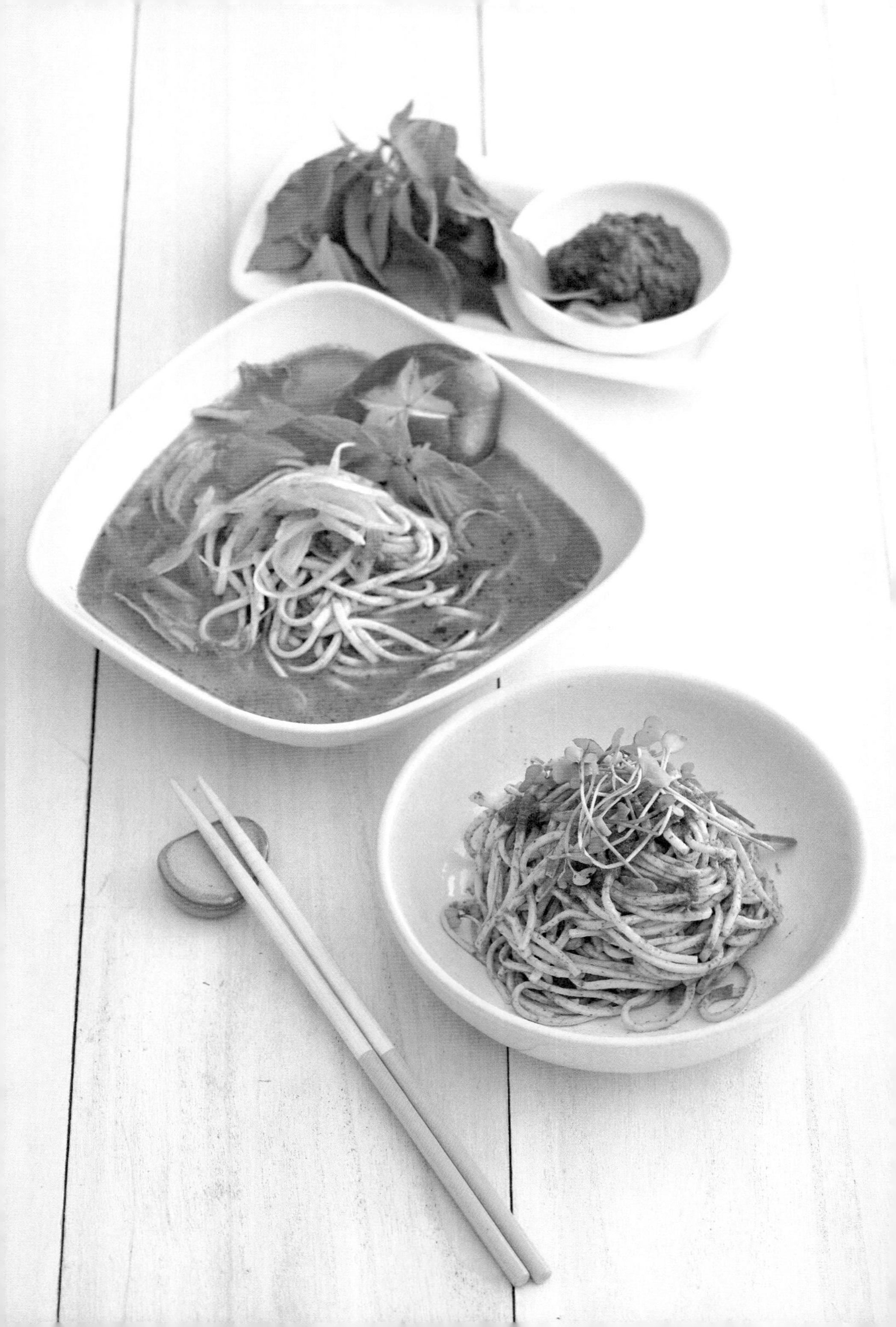

好茶食譜

擂茶蕎麥麵

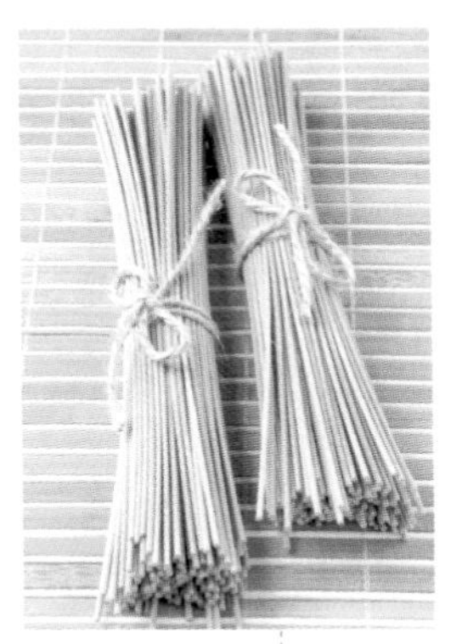
●蕎麥麵。

材料：

蕎麥麵 1 包、有機綠茶（或烏龍茶）茶包 2 包、九層塔（也可以用芹菜葉代替）50g、松子 10g、大蒜 5 粒、冷壓橄欖油 50c.c.、天然海鹽 1 小匙、黑胡椒少許、天然蔬果味素 1 小匙

做法：

1. 用 1500c.c. 熱水將有機綠茶泡開後，取茶湯備用。
2. 準備一鍋開水將蕎麥麵煮熟，瀝乾備用。
3. 將九層塔、松子、大蒜、冷壓橄欖油、天然海鹽、黑胡椒倒入全食物調理機，用高速約三十秒製作成青醬備用。
4. 取適量茶湯加上青醬及蔬菜煮滾後，加入蕎麥麵及天然蔬果味素調味即可。

王老師的小叮嚀：

可以將適量青醬加入茶湯中當成擂茶湯喝，也可以將適量青醬拌入煮熟、瀝乾的蕎麥麵，當青醬乾麵吃。一物兩吃，有不同滋味。

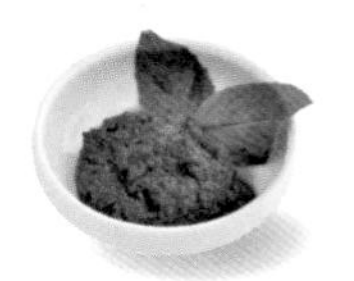
●準備好的青醬。

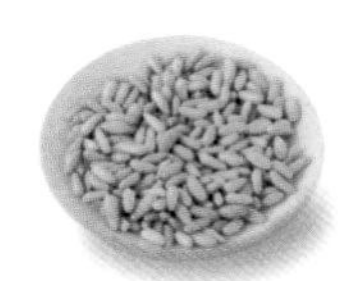
●松子。

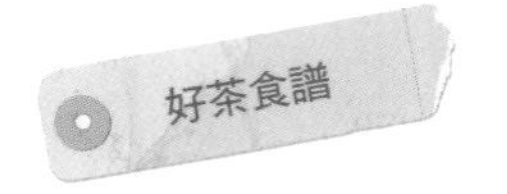

紅茶紫米蓮藕

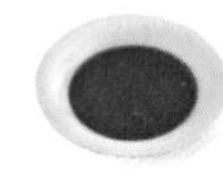
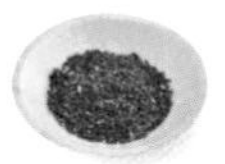

紫米和紅茶紫米蓮藕醬汁。

材料：

有機蜜香紅茶２包、蓮藕２至４根、紅棗８個、紫米適量、原色冰糖２大匙

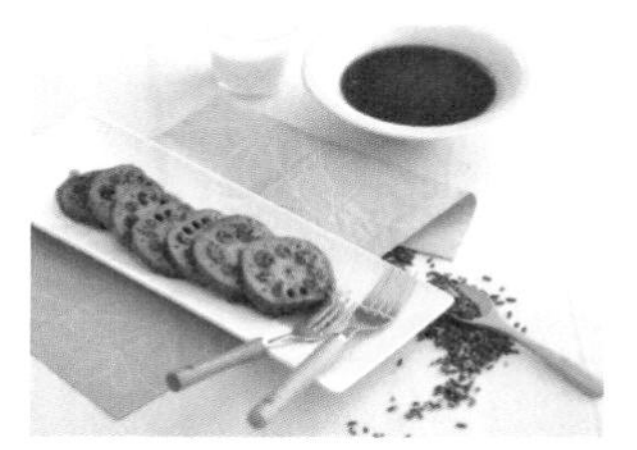

以紅茶燉煮成的蓮藕，吃入口中清爽而甘甜。

做法：

1. 把蓮藕及紫米洗淨後，先切開蓮藕的兩端，將紫米填滿入蓮藕中，然後兩頭用牙籤固定好。
2. 用1500c.c.熱水泡開蜜香紅茶後，取茶湯備用。
3. 將蓮藕、冰糖、紅棗放入茶湯中，開大火煮沸後，以小火燉煮三十分鐘即可。
4. 稍微晾涼一下就可以撈出來切片，冷熱吃都適宜！

王老師的小叮嚀：

可以將多餘的紫米加入茶湯中，和蓮藕一起燉煮成紅茶紫米粥，一舉兩得。

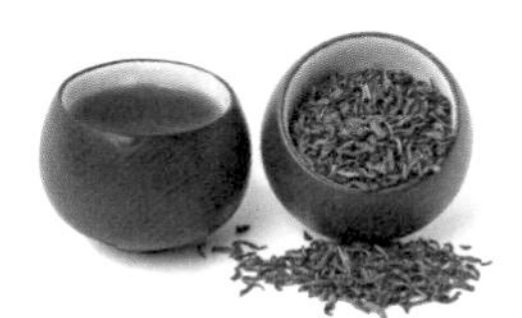

有機紅茶。

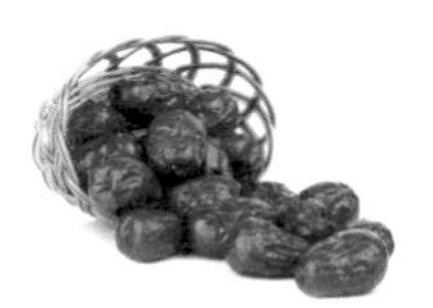

紅棗。

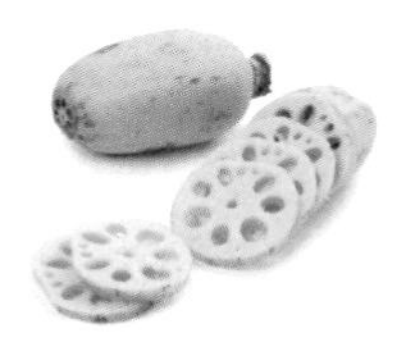

蓮藕。

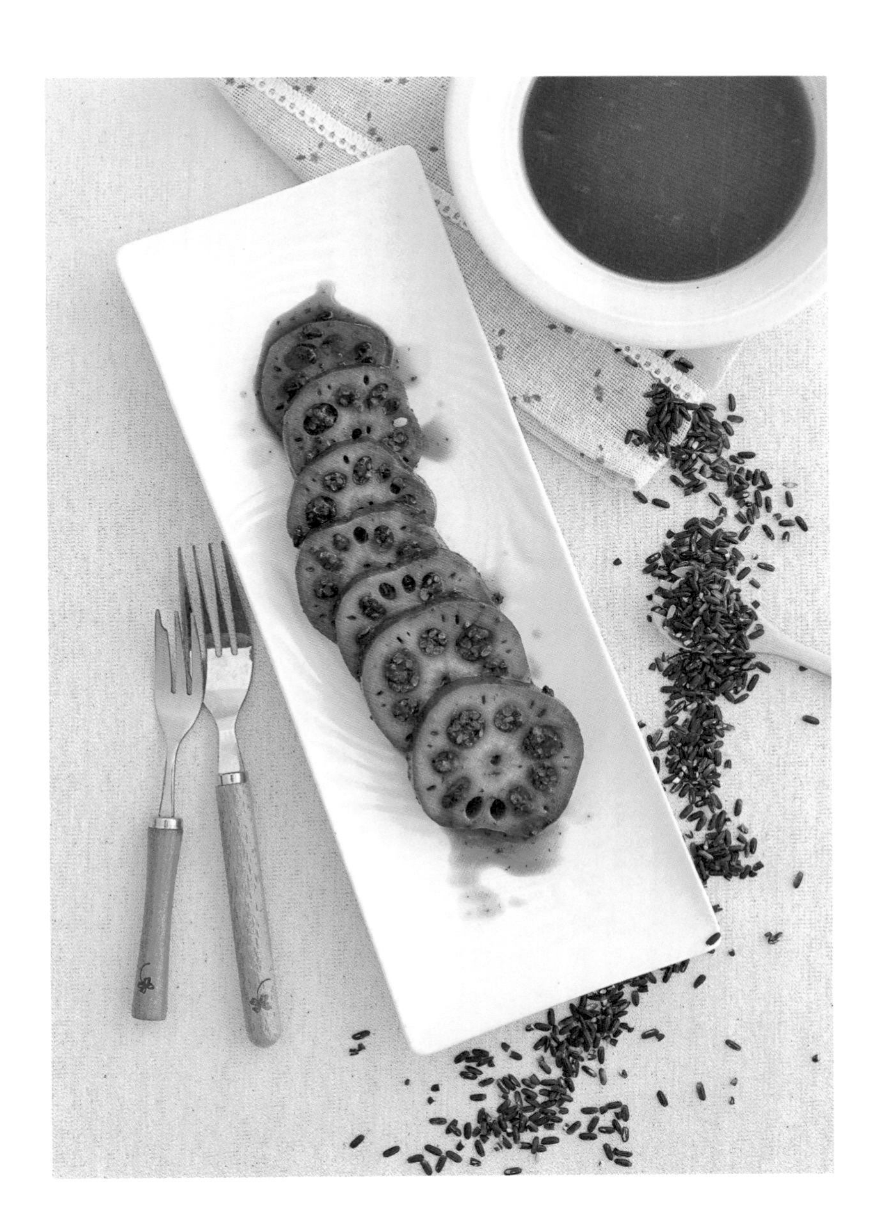

本書參考文獻

王宜婕．〈乳酸菌與雙叉桿菌發酵豆奶及其產品之抗氧化活性〉
臺灣大學食品科技研究所　博士論文

謝漢儀．〈含共軛亞麻油酸之優酪乳對卵白蛋白誘導之呼吸道過度反應的調節作用〉
東海大學畜產與生物研究所　碩士論文

林雀枝．〈膳食纖維對五穀雜糧麵包品質與機能性及其消費行為的影響〉
臺灣海洋大學食品科學研究所　碩士論文

江辛美．〈日治時期臺灣醬油產業研究〉
彰化師範大學歷史研究所　碩士論文

譚義賽．〈攝食優酪乳對血液透析患者免疫調節之影響〉
輔仁大學食品營養研究所　碩士論文

楊剛顥．〈永康山茶的綠茶化學成份與抗氧化能力之研究〉
臺灣海洋大學食品科學研究所　碩士論文

林姿君．〈具血栓分解酶活性之海藻納豆菌發酵液之製備〉
臺灣海洋大學食品科學研究所　碩士論文

林寅申．〈發酵豆漿之乳清對血管升壓素轉換酶及
脂氧合酶之抑制及其降低高血壓的效果〉
臺灣海洋大學食品科學研究所　碩士論文

陳歆翎．〈發酵食品中耐鹽乳酸菌之篩選〉
朝陽科技大學應用化學研究所　碩士論文

方勝德．〈冷藏綠茶色澤變化之影響〉
屏東科技大學食品科學研究所　碩士論文

陳錦紋．〈納豆激酶之體內活性分析之研究〉
成功大學化學研究所　碩士論文

高奇平．〈消費者對醋的知識、態度與行為之研究〉
輔仁大學餐旅管理研究所　碩士論文

徐靜媛．〈韓國泡菜的飲食文化與營養保健之綜論研究〉
輔仁大學食品營養研究所　碩士論文

詹惠鈞．〈改良式發酵普洱茶官能品質之影響〉
中興大學食品科學研究所　碩士論文

曾敬淳．〈創造傳統 - 以西螺醬油為例〉
雲林科技大學文化資產維護研究所　碩士論文

國家圖書館出版品預行編目資料

這樣吃，最有酵！ / 王明勇 著 .-- 初版 .-- 臺北市：平安文化 . 2013.06〔民 102〕
面；公分（平安叢書；第 416 種）
（真健康；24）
ISBN 978-957-803-867-7(平裝)

1. 食物 2. 醱酵 3. 食譜

411.3　　102008940

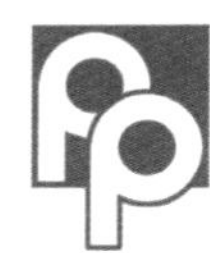

平安叢書第 416 種
真健康 24

這樣吃，最有酵！

從增強免疫力、預防三高到抗癌，10大高酵能食物×24道元氣食譜，讓你越吃越健康！

作　　者—王明勇
發 行 人—平雲
出版發行—平安文化有限公司
台北市敦化北路 120 巷 50 號
電話◎ 02-27168888
郵撥帳號◎ 18420815 號
皇冠出版社 (香港) 有限公司
香港上環文咸東街 50 號寶恒商業中心
23 樓 2301-3 室
電話◎ 2529-1778　傳真◎ 2527-0904
責任主編—龔橞甄
美術設計—王瓊瑤
著作完成日期— 2013 年 03 月
初版一刷日期— 2013 年 06 月
初版四刷日期— 2014 年 05 月
法律顧問—王惠光律師

讀者服務傳真專線◎ 02-27150507
電腦編號◎ 524024
ISBN ◎ 978-957-803-867-7
Printed in Taiwan
本書定價◎新台幣 280 元 / 港幣 93 元

● 【真健康】官網：www.crown.com.tw/book/health/
● 小王子的編輯夢：crownbook.pixnet.net/blog
● 皇冠讀樂網：www.crown.com.tw
● 皇冠 Facebook：www.facebook.com/crownbook
● 皇冠 Plurk：www.plurk.com/crownbook

內頁圖 ©iStockphoto.com、Fotolia、Shutterstock